親愛的我

Oh! Dear Me

目錄

推薦序　要足夠堅強才能夠懂得溫柔　宋尚緯／詩人

在大家看這本書之前，我想先跟大家說兩件事情，第一件事情是有關吃藥。

我第一次吃身心科的藥物是大學的時候，那是第一次也是最後一次吃。後來我描述這件事情幾乎都是這樣說的，「我不吃藥是因為那會讓我感到一切都失控著，即使看起來是好的，我在藥物有效的時候不會傷心了，也不會再做出很多傷害自己的事情了，但這件事情是這樣的——那是那些藥物跟我交換的人生，不是我的人生。」

我為不吃藥這件事情付出很多努力，我花費極大的精神去克制自己的行為，甚至是思想。我也曾經落入正向的深淵裡，覺得自己應該開心，應該在生活中更努力，應該要處理好自己的情緒，然而要現在的我去描述這些「努力」的話，大概就是事倍功半吧。對現在的我來說，承認自己的挫折比找到自己的優點更重要；發現自己的傷心比一直去找讓自己快樂的事情要緊。在生活中我們會碰到許多傷心的、無力的、沮喪的事情，當我們不承認這些傷心的存在，想將種種負面、低落的情緒扔到一旁，用另外一種偽正面的思考去取代它，或者是將低落的自己交給一些神或者命運，那些更大的什麼的時候，其實只是在逃避面對自己。

我曾經和母親有諸多衝突，她一直告訴我「你要更正向、積極、陽光一些，你一定可以」，或者是其他相似的話語，我聽到的當下與其說是憤怒，更像是傷心，而且無法調適。後來我花了非常多的時間去釐清我究竟在傷心什麼，這一直到我研究所快畢業時才反應過來，我難過的其實只是「不被承認」而已。我的傷心、痛苦，以及那些一時無法言喻的難受，明明就是存在著的，我明明為此煎熬、煩惱，這些負面的我也是我。然而在生活中，我們常常碰到的狀況是那些痛苦與煎熬是你自己的問題，大家不承認這個你，但是你快樂的時候、開心的時候，你要和大家一起分享你的愉悅，大家也會很樂意地靠近你，這是大家承認的你。

然而明明不管開心的自己，還是傷心的自己，都是自己不是嗎？

我其實覺得很多時候憂鬱症患者或者說內心有狀況的人們，缺乏的並不是所謂的「正向思考」，也不是「不認真生活，整天想東想西的才會憂鬱」，更不是「不努力」，許多時候正是因為太努力了，我們才陷入這種進退兩難的窘境裡。正是因為大家太認真面對生活中的一切，所以才會對這些生活中巨大的差異感到哀傷，甚至是痛苦。海濤法師最近因為說「假的」而被大家瘋傳，為什麼大家會覺得「假的」好笑？因為大家都很明白這是在自欺欺人。同樣的，當你不承認自己的脆弱，反而迅速將自己的脆弱埋藏，用各種正向的、充滿神性、靈性的語言要求自己忘記這些痛苦，這不是眼睛業障重的問題，這是整個人業障都超載了，在超載過後，你會感覺到自己如同悲傷被下載了無數次一般。

有關藥物、精神支柱、信仰，這些事物對我來說在許多時候是有用的，但不過是作為一個鎮痛劑般的存在。麻醉用完了會痛、幻覺過去了會醒，對我來說，握緊自己的脆弱，承認自己的傷口，才是真實且會慢慢復原的存在。

第二件事情是寫日記。

我覺得在所有書寫中，日記是最難寫的。這其實無關於羞恥，也無關於文字技術，而是你是否能夠誠實地面對自己，運用文字調動你生命中所經歷的一切感受，將自己感受到的痛苦、傷心、快樂、歡喜用文字具體地描述出來。

寫日記不用多麼高深的文字，也不用很華麗的技巧，也無關意象，但同樣地，當文字捨去了技巧，捨去了太多的遮遮掩掩，它等於是赤裸裸地站在大家面前，將自己的一切都掏出來放在大家的眼前，不堪的也好，美麗的也罷，它就是在那裡。而這樣無遮掩的文字，能夠引起其他人的共鳴或感觸，就是很偉大的一件事情。

年紀大了之後，我反而會更相信一些物質以外的事物，例如愛，例如奇蹟。雖然寫這篇序時，我還沒有看完這本書，但我也能感受到作者是多麼認真地在面對自己的哀傷與痛苦。而這對我來說，就是生命中的小小奇蹟。他詳細地描述自己的情緒，小心翼翼地描寫那些痛苦時的細節，例如憤怒、傷心，甚至是孤獨，以及無法對人言說的內心世界。當有人選擇將這些脆弱時的細節通通攤開在我們面前，告訴我們這是他最脆弱的時候，而且他走過來了，我們怎能不覺得這是一種奇蹟？

我們要跨過多少內心的障礙才能將自己內心的事情略述一二？生命中有多少殘酷的事實發生在我們的眼前，在生活中，是多麼頻繁地同時被他人忽略自己的感受與忽略他人的感受（當然我知道也有例外）。也許從文學的角度來看，這本書沒有那些偉大的技巧，但對我來說他已經足夠偉大了，因為他試著慢慢剝除自己的防備，將自己攤平，呈現在大家的面前，只是想讓大家知道，在這些過程中，究竟發生了什麼事情。

許多人都對心理疾病抱持著負面觀感，甚至是恐懼。絕大多數的恐懼都來自於未知，我個人認為他人的心理狀態絕對是排名在未知事物的前幾名，我們只能不斷地以自身去揣度他者，所以常常會使狀況更加惡化。在生活中，我們、或者其他受情緒所苦、受心理疾病所困的人其實只是需要被他人接住，甚至不用接住，在旁邊說一聲，讓我們知道有人在就好。許多事情其實只需要有一個人能夠傾聽，讓我們知道自己並不是一個人，狀況就會好上許多。我們常常在生命中迷路，在生活中迷惘，甚至沒有自己，沒有重心，隨著萬物飄來盪去，在這本書的文字裡，我看見許多時候他也迷惘，但一直有人在他身邊，彷彿在告訴他「我在，你並不孤單。」而他在這本書裡也不斷告訴其他人他的存在，所有有類似狀況的人，都並不孤單。

對一個人來說，溫柔實在太難太難。你要擁有一份溫柔，你必須有雙份的堅強才足以支撐自己的溫柔。最後我只想引他媽媽和他說的一句話：「得學會怎麼尊重每個不同的人生經驗和價值觀。」當我們能夠懂得尊重他人的傷心，我們同時也是在尊重自己的痛苦。

在開始閱讀之前，我想給你們一個小小的導讀。

《親愛的我》是我從二〇一五年七月盛夏，憂鬱症確診以來總共250天的病情日記，其中也包含了這段日子中的生活雜記散文，對我而言，除了是憂鬱症的紀實以外，同時也記載了患者（我本人，以及我身邊患病的朋友）真實的生活樣貌，大家可以在病情紀錄與生活雜記的交織下，看見一個真實的人生進程。

對我而言，這並不僅僅是一本書，也是我的文學創作與生活理念的結晶。

但同時我也必須強調，這並不是一本教導患者如何痊癒的教科書，也不是告訴患者該如何自勉的勵志書籍，更並非在替所有的患者代言。我的初衷是，希望能讓社會多一個側面了解精神疾病患者的機會，患者是如何在身心靈的困苦煎熬影響之下，做出社會所看見的外在行為。也更樂見能夠拋磚引玉，看見更多患者的書寫。

誠實而言，至今我都還在憂鬱症狀下苟活，每日仍舊在服用大量藥物，並與藥物依賴、身心狀況抗戰中。這本書並不勵志，並不陽光，並不「正確」——在憂鬱症與其他精神疾病影響之下，有好大好大一段深灰色的地域，無法輕易用較普世的道德價值去論斷是非。

書中雖然有些很柔軟的部分，但更多的是陰暗而隱晦的心理掙扎，我希望你們在開始閱讀之前，有這樣一個小小的心理準備，不要因為太過黑暗的內容而被牽引，不要因為太過溫柔的文字而悲傷。

希望大家一切都好好的，感謝所有參與這本書的夥伴、前輩、摯愛，我愛你們。

章一

2015.8.14

|

2015.9.6

關於失眠。

從大三開始症狀加重，睡得輕，天光熹微前總是不成眠。
試過整整熬了兩天不睡，妄想能調回睡眠規律，但眠一樣淺，
夢脆得一碰就碎，夜裡驚醒，眼前像是有什麼成了魔，
團著被子朝它撲去，才驚覺只是幻覺。
不得已看了醫生，才知道身體已經嚴重到自律神經失調，
但助眠的藥物只是讓情況變得更糟糕——吃了能睡，
但往往就會一覺到下午，即使鬧鐘每隔五分鐘響一次，身體也接收不到，
減輕了藥量也沒有改善，誤了很多事，只好停藥。

醫生說，我整個人無時無刻都像繃緊的弦，
「你再這麼焦慮，會少年禿。」
我自己也知道，我變得敏感又焦慮，來自於對自己的無力跟對社會的茫然，
可我並不想變得正向。那些關於放鬆、不要想太多的建議，
就像在孤島沒有水源時，抉擇要不要喝海水一樣——一旦鬆懈下來，
會垮得比現在更慘。我從來不想試圖成為陽光正面或是好相處的人，
也不能理解停止思考的人生。

憤怒、無力、困惑的事情太多，激勵人心的卻太少，
每天都像在跟這個社會撕扯奮鬥，好多抉擇不去釐清就無法輕易接受。
一方面覺得這個社會一團糟，一方面才發現自己的人生也是亂七八糟，
如果只需要追逐金錢感覺輕鬆得多，但如果人生只是這樣就太
fuck it。
「我已經放棄去改變什麼了，我跟你說，自己過得好就好。」
她說。
實在是令人心動。

帶著這樣的茫然，上禮拜在爭取人生第一張記者證的時候，
主管問我幾月可以開始，「八月」我說。
他又問想跑什麼線呢，「國際跟政治」，
他問我為什麼，於是啪啦啪啦講了一大串，講完有種鬆口氣的感覺，
我把我對台灣政治跟國際新聞的觀感都說了，
我們聊了一下Alain de Botton[註一]的《The News: A User's Manual》，
還有《遙遠人聲》[註二]，其實有點驚訝，
對談起來大家都是好正常好有深度的人，

可是為什麼每天新聞粉專都被容許一再秀下限？
還是這只是他們想呈現出來的樣子？

困惑越多，越來越多問題要解決，
希望路走得順遂。

註 1

Alain de Botton

出生於瑞士、居住在英國，為英國最具特色的作家、哲學家、製作人，有「英倫才子」之稱。《The News: A User's Manual》（新聞的騷動：狄波頓的深入報導與慰藉）解析 20 種典型的新聞報導，引導讀者產生適切的觀點。

註 2

《遙遠人聲》

為車諾比核災 29 周年的專題報導，結合影音文字、環景素材的多媒體雙語網站。由台灣獨立記者廖芸婕、林龍吟於 2014 年踏上災區的第一手追蹤報導。

應該很多人知道我長期失眠，
過去看了睡眠門診幾次，吃過一段時間的安眠藥物，
但成效不顯，最後索性擅自停藥。一直到最近，狀況越趨嚴重，
我開始會暴飲暴食，或反胃噁心，失眠淺眠，頭痛，
三天可能睡不到十小時。

今早第一次踏入身心診所（其實就是精神科門診），坐診的醫師年紀不小，老老的卻相當慈祥，笑起來讓人很舒服。我大致把我這一年的狀況梳理了一下告訴他，問診方式挺讓人舒適的，不太有壓力。

「會很掙扎要不要來精神科看診嗎？」醫師笑笑地問，
我倒是沒什麼心理負擔，現代人多少都有點精神疾病吧，
有病就要看，我說。「那為什麼整整失眠了一年，才決定要來看診？」
呃，說來有點慚愧，其實只是因為懶惰，倒不是忌疾諱醫。

「初步診斷的結果，你有精神官能症，有輕度的憂鬱症狀況。」
一瞬間我有片刻的腦筋空白，很戲劇化地，
有種所有色彩都從身邊抽離的感覺，

好像一根釘子從此狠狠地，牢牢釘在我身上。
我不恐懼精神疾病，但能陪伴別人是一回事，自己得病是另一回事。
怔忡的幾秒，回過神後，開始有種
「哎……終於」的塵埃落定之感。

醫師接著徐徐向我介紹要服用的藥物，
「從最輕的抗憂鬱跟血清藥物開始服用，以後每七天回診一次，
觀察狀況，我們再來慢慢調整用藥。」

「當你身體出現這種警訊，代表你的生活需要改變，
有哪裡出了問題，這需要自己慢慢觀察。
每個人的狀況不同，可能是自我認知問題、
缺乏運動、key person影響、人際關係障礙……」
我想了想，人際關係倒從來不是問題，key person沒有負面影響，
缺乏運動可能有一些，自我認知問題很大。

我對醫師提了提我的自我認知問題，兼且對社會很絕望無力，
「少看點新聞。」醫師說，

「這是我最近觀察到的，少看點新聞，幫助很大。」我聽著忍不住笑了，這醫師，很行嘛。

關於精神官能症這件事，我總覺得每個人多少都有這樣的傾向，可能是恐慌、焦慮、躁鬱、強迫症狀，生活中你可能會將它詮釋為「我只是有點偏執」、「我只是想太多」，而不斷試圖壓抑自己的情緒，我倒不覺得這樣是好事，「能釋放情緒是好的。」醫師說。

也不必太忌疾諱醫，走進精神門診嘛，我是真的沒什麼心理障礙，看完還精神頗好地去髮廊剪了一下頭髮，敲定了明天要跟友人去聽廖玉蕙的講座，生活無二，一邊聯絡身邊長期比較清楚我狀況的朋友，讓他們大概知道一下確診的事，以免將來有個萬一。

朋友的回應都滿有趣的，「是喔！我也要去看！」、「吃不吃藥都尊重你的決定。」、「放心，不要害怕，我會隨時陪你。」身邊太多愛，總覺得自己這麼幸福還能得病，真的有些天怒人怨。

其實，無窮盡的因果網裡，我自己也找不到患上憂鬱症的原因，
可能未來得從生活中慢慢觀察。這條路可能不好走，走得很慢，
但我想慢慢把這整個過程記錄下來，如果能讓有些憂鬱的朋友勇於面對，
沒患病的能夠不恐懼於精神疾病，應該算是
我患上憂鬱症所能做的，
最有價值的事。

今天是服用抗憂鬱藥物的第一天。

昨晚吃完藥兩點多，跟友人聊完要去聽鐘聖雄[註三]的講座後，
我便一覺睡到早上十點，大概是這一年來睡得最安穩的一次。
起床後，心情很安靜和緩，一邊也忍不住訝異，
原來正常狀況下，情緒應該是要這般寧和的嗎？
過去一年不論睡前或醒來，都是重重的壓力跟負面情緒排山倒海而來，
好久沒有這種「正常」的感受了。

只是起床後身體有些乏力，便決定一整天待在家休息，
看白石一文的《一瞬之光》[註四]，畢竟第一次用藥，還是謹慎為上。

在用藥前其實我猶豫許久，昨天下午文章發出後，有不少人私訊
跟我互相討論彼此的狀況，也有幾位建議我不要用藥，先嘗試靠運動改善。
因為對於患者來說，最害怕的就是自己的身心失去控制，而用藥的副作用
便可能出現幻覺幻聽、失去意識、頭暈噁心、體重增加、藥物依賴……等等，
藥物影響加上心理恐懼，這樣的副作用是相當可怕的加成效果。
但昨晚我情況實在太糟，

情緒非常低落，跟友人吃飯到一半反胃想吐，

傍晚看完電影後，情緒已經累積到要爆炸的階段，但一整天一直忍著，相當心神不寧，開始不斷地想用言語傷人、摧毀關係，最後在路邊忍不住哭出來，哭完又相當自我厭惡這樣的失態，厭惡自己帶給別人負擔，數度想說出「我們以後不要見面了」、「不要再跟我聯絡」這樣的話來毀滅些什麼。

一路忍著回到家，確診的恐懼、對自己失控的害怕、情緒的長期累積，我已經處於驚恐的狀態了，這時候我就知道，自己不得不吃藥。

憂鬱症開始從小處影響生活，原定要去聽廖玉蕙的講座，因為全身無力，跟相約的摯友解釋為何得爽約，我覺得挺不好意思的，最近爽他很多次約，結果他說「不用擔心，晚上要吃什麼嗎？我買回去。」

下午還是身體無力，又小睡了一會，醒來回撥未接來電，是另一位正在台東度假的摯友打來關心的電話，「第一天吃藥會全身無力很正常，因為妳的身體還在適應藥物。醫生開給你的劑量應該很輕很輕，不是所有副作用都會出現在你身上，

不要太擔心。」便分享了他使用藥物的經驗給我，我聽完覺得很安心。

我一直希望自己能夠陪伴我所愛的人，度過他們的所有難關，從國中開始，我就花了很大很大的心力，一直在陪伴支持身邊的憂鬱症患者康復。這時我才猛然驚覺，一路走來都是有所原因的，如今身邊的人也是用這樣的方式在愛我，願意讓我依賴，願意承受那些負面情緒與傷人的態度，而去體諒或原諒我，一如我過去所做。

註三

鐘聖雄

台灣大學新聞研究所碩士，曾任莫拉克獨立新聞網記者，現為公視新聞網 PNN 記者。

註四

白石一文的《一瞬之光》

1958 年生於日本福岡縣，成長於文學世家。《一瞬之光》為其於 2000 年出版的文學處女作，一問世即備受讀者好評。2009 年獲得直木獎、山本周五郎獎。

來談談「陪伴」這件事。
這幾天收到的私訊中，不少都是迷惘於不知道如何陪伴患者，
我想試著從我國中到現在的經驗，經當事人的同意，
跟大家分享一些關於陪伴的故事，未必正確，
但希望對某些人能夠聊以慰藉。

我覺得最重要的，就是不要將陪伴憂鬱症患者這件事，
視作單方面的照顧患者。有時候情緒與想法是互動雙生的，
你試圖影響患者的同時，患者也在影響你。除了照顧對方的情緒，
在這期間，陪伴者也得學會如何控制自己的情緒。

國中時摯友有段時間相當抑鬱，我們有本交換日記，
每頁翻開都是她凌亂的字跡與淚痕。
每晚，她都會打來邊啜泣邊語無倫次地哭訴些什麼，
有自殘的傾向，那時我的手機總是二十四小時待命，
不敢關機，不敢開靜音，眠也總是淺，深怕漏接了一通電話，
便會發生什麼無法彌補的遺憾。

我壓力很重，除了我之外好像沒有人能陪她，
我努力學會控制我自己的情緒，試圖讓自己總是語氣平緩、
情緒穩妥地安慰她，聽她叨叨絮絮，或讓她聽我說些有趣的事。
有時候，我會陪伴到自己也相當崩潰，無法從情緒中自拔，
這必須給自己一個很重要的認知：你的情緒會傷害她，你得好好控制。
拿著他的皮夾和手機，手一邊發抖一邊從通訊錄裡尋找他爸媽的電話。
我冷靜地跟救護人員說明了他的狀況，跟著坐上救護車副座，
幾乎只猶豫了三五分鐘，我們就決定叫救護車來，
又喝了些酒，突然在床邊失去意識，從床上摔落地面，無論怎麼喊也喊不醒。
有次我們一行人到台中旅遊，半夜在民宿時Y已經有些情緒不穩，
後來遇到Y，Y有頗嚴重的躁鬱症，長期服用藥量相當重的抗憂鬱藥物。
我知道他並不願意讓爸媽知道他出事，但當下我並不了解他的狀況有多嚴重，
我掙扎了很久，還是決定撥出這通電話。凌晨五點，對方爸媽接起電話，
我盡量語氣清晰有脈絡地將整件事情交代一遍，並要他們不要擔心，
已經在往醫院的路上了，詢問對方Y是否有什麼藥物過敏史，
留了我的手機號碼作為聯絡對象，承諾他們一有消息，

會馬上跟他們聯絡。

到了醫院，一番瑣事略過不提，Y的意識時而清醒時而模糊，當他聽見他父母可能正要往醫院趕來時，開始想強拆點滴、離開病床，「不要讓他們過來。」我相當掙扎，他的父母在電話中聽起來相當焦急，卻沒確切地提出要來醫院，我就明白這是他們親子間常有的拉扯。這時候我已經超過四十八小時沒睡，頭痛欲裂，Y用相當仇視的眼神瞪著我，「不要逼我。」然後一把把點滴扯掉。

我在他意識模糊的時候跟他說了一整晚的話，情緒已經累積到頂點，這時候我開始生氣，對他生氣，也對自己生氣，我無法控制自己的情緒，也無法諒解他為什麼這樣指責我。我選擇先離開醫院，我無法再安撫他些什麼了。

一路忍到半夜，傍晚到了S家留宿，我才痛哭出聲。我恨自己為什麼對他生氣，明明知道他是因為躁鬱症發作才如此行為，恨自己沒有能力做出每個正確的決定，恨自己讓他跟父母又拉扯一次，恨自己不夠信任他，恨自己又對他造成一次傷害。我一直沒辦法原諒自己這件事，

也無法原諒那時候瞪我的眼神，
一直到……

前陣子Y失去意識地自殘，目睹自殘過程卻無法阻止的Y的友人H情緒崩潰，Y清醒後看著滿地的血也跟著崩潰，「H問我是不是他害我這樣的……我一直在給你們負擔，卻幫不了你們什麼。」
Y哭著說。我那時候就知道，我得把台中行發生的一切跟他說開，我告訴Y，我是怎麼在台中行之後，不斷地努力去原諒自己，我只有先原諒了自己，才有力氣繼續陪伴你，也才能原諒你發病時的一切所為，從中我真的學到了好多，學會原諒跟理解，學會自我控制跟對話，他不是負擔，而是教會我如何面對人生種種困難的人。

今天一位私訊我的朋友說，在跟患者相處的時候，其實好幾次都在內心大吼：「可以不要再這樣想了嗎？明明就不是這樣！」
對於患者來說，有時候掉進一個死胡同，真的很難走出來。不是不願意換個方式想，而是沒辦法，毫無力氣的，完全沒有著力點的，無法改變。聽起來很讓人生氣吧？身邊的人會因此對患者憤怒、失望，這樣的情緒會再加成到患者身上，於是惡性循環。

真要寫起來真的太多了，
有幾個點我試著直接用條列式的，希望能有所幫助：

1. 不要害怕談自殺、自殘跟情緒發洩，如果能坦然自若地談，幫助相當地大。
2. 學習如何原諒自己跟原諒患者，不要自責跟責怪。
3. 學會控制自己的情緒、安撫患者的情緒，不斷地對話。
4. 一切要用互相的角度來看，而不是視為單方面的照顧患者，安撫對方的同時，你也在療癒跟探索自己的情緒，情緒跟想法是互動雙生的，或許你沒發現，但有時候，是患者在照顧你的情緒。
5. 不要幼體化患者，自然地相處，不要將對方視作陶瓷娃娃。
6. 陪伴，傾聽，不要過度投以凝視，要拿捏好其中的份量。患者並不需要24小時的監視，雖然你擔心他出事，但有時候只能放手，即使他選擇自殺。
7. 誠實地跟患者說出陪伴的感受，這會是一個互相療癒的過程。
8. 不要說「加油」，很少患者是因為脆弱而生病的，每天要活下來，需要的努力都比一般人還多，已經夠努力了。
9. 發作的時候，對方是失去自我的人，不要對失去自我的人嚴苛，畢竟他原本也不該是這樣的。

雜記

大學以前我是不吃甜點的，對我來說太膩口了些，再好的壯闊景色也不免帶點蒼涼，甜點咬下去滿口都是甘味，總覺得美好得有些過分了，那樣甜而穩妥，是丟下了所有憂愁才能釀造的奇異。

但人到了一個年紀，總會開始慢慢懂得一些好。過去我不看喜劇，如今倒是不敢輕易嘗試悲劇。以往連奶茶都選擇無糖，現在能多甜就有多甜的好，年深月久，就成了生活的一部分，無關乎喜好，只是習慣成生活。

上上週下午陽光正好時，買了波士頓水果捲，放了軟爛熟成的水蜜桃和芒果餡，慕斯內餡捲在戚風蛋糕裡，不陰鬱的時候我喜歡和人聊天，回家泡了Wedding Imperial加鮮奶，一邊吃喝一邊和朋友有一搭沒一搭地胡言亂語，房間放的是Shawn James & The Shapeshifters[註五]的音樂，陽光好得難得能照進我房裡來，突然就好感傷。

當你開始慢慢懂得一些好，卻有許多事物開始離你遠去，這樣的生命期限極為短暫，猶如朝暮生死的蜉蝣，在化為春光前只有那一瞬間能夠抓住，

我又是動輒想摧毀關係的個性，生命是這樣的沉重，不容我們
輕易地從時間線中攫取一段時光。

這世上有很多人，但不是所有人都能夠聽你說話，能夠帶你回家，
能夠在你面前哭或抱著你哭。

註五
Shawn James & The Shapeshifters
來自美國阿肯色州費耶特維爾城
（Fayetteville, Arkansas）的四人搖滾樂團。

雜記

在無數個猶清醒的凌晨，想起那些關於愛的事。前個禮拜去髮廊，偶然跟助手妹妹聊起了她的故事，在愛得最義無反顧的青春，遇見了那時最好的人，可惜時光終究會往前走，無論好的壞的，通通都死在了時光磨滅之下，她亦只能前進，像小遊戲「上樓梯」一樣，作為被拋棄的人，她沒有權力停下，沒有誰慾望被囚禁在時間海之中。

於是她把來時過往燦爛的光點抹去，無論好壞，去時，前路才有了闌珊燈火，但終究人是慵懶了下來。

最近和兩年前的故友重新聯絡上，才知道也是個傷心人。關於愛的事，用盡勇氣去愛是最美好的年華所能做的最美好的事，痛也徹底，倒是乾乾脆脆，讓我想起《臥虎藏龍》裡，玉嬌龍打著清脆的京片子對俞秀蓮說：「愛就愛了唄！」其實相當欽羨這樣人，我是沒心沒肺也好，到底是沒這樣愛過。

青春建造一切，又收回了一切。回首看看來時路，莫是一片黑暗，便也希冀是玫瑰色的。

治療剛開始，吃了一次藥後，我就自行停藥，想試圖靠規律運動來治療。
今天診所人不多，和醫師就多聊了許久。我們談了關於陪伴和自殺，
相當有趣地，醫師說「我感覺妳是很認真的學生（其實不是）……對於
知識分子的治療，最主要的方式，就是妳透過自覺的方式，做到自我鍛鍊。」
我說我倒是太會自覺自省了，因此才這麼焦慮啊，「所以這就是自我鍛鍊的
功夫不夠。」突然就有種在上魏晉玄學的感覺，天啊，
這不就是中國哲學一直在探討的範疇嗎？
提到自殺，醫師和我科普了一下心理治療的核心理論ＡＢＣ理論[註六]，就是
人對於誘發事件有不合理的期待或信念，導致情緒與行為問題，
這是一種心理狀態的不健康。他的建議是，應該要培養科學思維、自我認同，
以及社交興趣，即他認為心理健康很重要的要素，便是一個人需要能理性、
客觀、開放與接受改變；不該將自我認同建立在個人特質與成就上；
培養自己與他人建立親密關係的能力。
這些說起來簡單，但做起來挺不容易。我整個八月都過得太過放縱，
過度讓自己腦袋放空與放鬆，似乎便讓自己的思緒遲緩了下來，

有時候也會覺得笑笑鬧鬧也挺好，一方面又會覺得人不思辨活著有什麼意義呢，所以現階段，是在努力抓到這其中的平衡，不過度思辨至於焦慮，也不過度放縱而摧毀自己的生活。

我跟醫師說，有時候讀得越多，覺得越疲倦；對世界了解越多，覺得越恐慌，「這就是焦慮症啊。對事物有不合理的期待，事實上沒有徹底解決的方法，卻相信它能解決於是繞不出來……這就是心理疾病。ＡＢＣ理論。」

我說，
我會停藥的原因，在於我很恐懼到底吃藥後平靜的自己是真實的，還是焦慮的自己是真實的，「你會這樣想，就是因為心理疾病已經影響到你的正常思維。畢竟，人也很難說只有一種面向。」

「我的建議是，以你的狀況，還是需要規律服用抗憂鬱藥物，這個劑量很輕，只是在維持你的血清素平衡[註七]；另一顆抗焦慮藥物，你可以自己選擇何時服用，給你一個挑戰，這也是一種自我鍛鍊。」醫師笑笑地說。

醫病關係的建立，尤其是在身心疾病上，真的需要藉由一次次地回診建立信任基礎，一點點地挖掘，我覺得這醫師挺好的地方就在，他也不急著想要一次了解所有問題，一點點慢慢地問，慢慢地爬梳，每次碰到一塊問題，「我們再來一個個釐清。」

這樣真的挺好，畢竟在心理狀態的自我陳述上，對患者來說本身就有困難，醫療者如何引導與挖掘問題，肯定是門功夫。

註六

心理治療 ABC 理論

為美國心理學家艾里斯(Albert Ellis)創立的「理情行為治療法」。指人們因對情境認知的不同而產生壓力和不同程度的情緒困擾，透過此療法，可重整思考模式，改變情緒、行為反應。

A：activating event 情境，指發生的事件、事實、態度等。

B：belief 指對情境、事件所抱持的觀念。

C：empotional and behavior consequence 指對觀念或信念的反應行為和情緒。

註七

血清素

為一種與情緒調節有關的大腦神經傳遞物質，血清素分泌或功能不足會造成憂鬱症。抗憂鬱藥物即是藉由刺激血清素之活性來治療憂鬱症。

雜記

談談躁鬱症。

大多數的人提到憂鬱症或者躁鬱症，都會優先表達同情與關懷，隨之而來的建議是「你不要想這麼多就好了」、「要適應這個社會」、「你一定可以控制自己往樂觀的方向想」、「你意志力不夠」；出了事之後，說「唉真傻，怎麼不想想身邊愛他的人」。私下的，我也聽過不少對憂鬱症患者的評論：「每天看他發那些黑暗的文章覺得很可怕……」、「他幹嘛每天無病呻吟？」。

上面的每一句，無一不是在用無知瘋狂催逼憂鬱症患者去死。

事實上，至少以我身邊認識的躁鬱症患者來說，他們比旁人更清楚自己的狀況，多數時間也更理性，對於自身的問題也釐清得非常深入。將自身的心理狀態寫出，有時候對患者是一種療癒、抒發的自我告解過程，坦承這樣社會認為畸形的心理狀態，也比打卡姊妹下午茶需要更多的堅毅。而光是「好好活下去」這件事，都比一般人需要十倍的意志力。這一切病因，絕不是建立在胡思亂想與脆弱之上。

大多數人樂於表達他們的同情跟憐憫，可這樣的言語之下，隱藏的往往是對疾病的恐懼與不理解，把憂鬱症患者與正常社會切隔開來，患者被推進躁鬱症這個病名之中困住，雖然大家嘴上都是努力地在同情，但從此之後，患者的一切行為常常會受到有色眼光看待。在患病的過程中，親密關係（好友、愛人、家人）的陪伴與理解，是患者療癒過程中無法脫離的要素。親密關係中如果能製造舒適的對話空間，對於緩解焦慮是有一定程度的作用的。反之，親密關係的誤解與不信任，也是致命的毒藥。

而這有色眼光，往往造成誤解與不信任。對於患者情緒穩定與否的質疑、發言是否在精神狀態良好下的質疑、情緒言論造成的恐懼，患者必須花比常人更多的氣力去證明自己，也讓患者即使在未發作的狀態下也承受種種眼光評估，而開始「焦慮自己的焦慮」，如斯惡性循環。這種有色眼光我覺得可能跟同性戀在社會的被理解有點類似，引述施舜翔[註八]說「……只是試圖把被評論的作者推到一個極度有限的發言位置（你是男同性戀，那就只能作出「男同性戀」的身分政治發言），表面上好像以政治正確保障了對方的發言位置，實際上卻又以這樣的策略同時取消了對方其他的發言可能。這邊我們也看到政治正確的可怕與主流身分政治的侷限：它以精確的界限／線將人分類並且安心放在特定有限的發言位置中，以此作為取消／限制／框架他人發言位置的策略。」

有點不盡相同，但我一時找不到精確的言論形容這種限制患者行為與言語的社會框架，姑且這樣類比。總之，在這樣的患者與親密關係／社會關係的互動中，患者也被「框架」了。而這種框架，是致命的毒藥。

註八

施舜翔

台灣台北人。畢業於政大英國文學研究所，曾於美國威廉與瑪莉學院交換研究一年，並分別於加州大學柏克萊分校與英國劍橋大學進行短期研究。研究興趣為莎士比亞、珍奧斯汀、性別理論、後女性主義、時尚史與流行文化。2015 年創立「流行文化學院」，現為網站總編輯。

雜記

以前是太過自我，沒想過別人快不快樂，肆意而妄為地消費身邊的愛，直到自己沉潛下來，在情緒裡浮游，才知道那樣的自己帶給別人多少憂愁，年深日長地，積慮成憂。

之前和倍倍說，我不知道看大話西遊有什麼好難過，「那是妳還沒遇到。」她說。「我一直都有人愛啊，所以不懂那種難過。」我笑著回答。「希望妳可以一直這樣。」這真是我收過最好的祝福。

如今倒是見不得人難過，用盡氣力想讓身邊人都好好的，一如我生日時的願，「希望所有人都好好的。」這樣奢侈的夢。自己懂得那種憂愁，便見不得人傷心失落，只好用力滿足，把帶給別人的好一寸一寸地編織起來，見別人幸福那我便也好了。

兩天內從台北到新加坡又到泰國，
人體搬運法神奇到讓時空都有些恍惚。在國外不太敢吃藥，
吃藥後會有的輕微幻覺跟反胃嘔吐在國外好像顯得更脆弱敏感一些，
但該吃的還是得吃，所幸這兩天沒什麼大礙。

今晚自己在泰國喀比島閒晃，吃了泰國菜喝了點酒，買了些小東西，
在酒吧跟幾個東方人聊了很久才發現彼此都會講北京話，期間接到幾個朋友
關心我在國外如何的訊息，然後回到飯店……

不知道為什麼又發作了，很討厭這樣無助的自己，這時候心態會好抽離，
幾乎是冷漠地旁觀自己的模樣。

星期三複診時，醫師認為我的病情加重，開了短效期的藥物給我，
讓我在鬱期發作時即時服用，這對我來說相當難接受，按時服藥、固定運動，
朋友愛人都這樣疼我，遇到貴人事業順利，為什麼還是好不起來？
生活中完全沒有一絲烏雲籠罩，該焦慮的也好好放下了，還能怎麼辦？

我只能告訴自己不要急，憂鬱症的康復本來就不是一朝一夕，

情緒的累積是時間的推移，反之，化解亦需要光陰，
只是辛苦了身邊人得這樣擔心我，這樣的負擔，
一直覺得好愧對你們的愛。

雜記

在Koh Lanta[註九]閒晃了兩天，是喀比最冷清的小島之一，
又是low season，
島上清靜地很合適渡假跟好好放鬆，跳進海裡，在泳池躺上半天，
到海邊吃飯，走走晃晃，泰國小島真的好適合渡假。

出發前手邊帶的書是《殺戮的艱難》，
「給我放下你手邊那本書！你是去放鬆的！」收拾行李時林育璞說。
於是改帶《沒有色彩的多崎作和他的巡禮之年》，
的確比較適合在海邊躺椅上讀。

書一開始談的是友誼，昨天和育璞說，好想隨時擁抱我愛的人，
身邊有愛人有朋友可以依賴，崩潰時隨時可以打給她打給倍聽我胡言亂語，
想到就好安心。

「愛你啊，不捨你傷心」倍這樣說。
在小島的海邊，安靜得不像話，只餘下浪聲跟鳥鳴，心軟得一塌糊塗，
比海水還柔軟似地，想打開任意門抱抱我的愛人們，
你們是如此的溫柔。

雜記

最近頻繁的飛行，讓一切都變得顛倒起來。
首先是時間，再來是飄浮在空中的不確定感。飛機這樣小小的鐵盒子裡，
腳下是藍天頭頂也是藍天，好像被夾在什麼奇妙的夾層中，雲嵌在空中的模樣
跟小島座落海上的模樣驚人地相似，這個世界必然有什麼共通的真理吧，
就像花椰菜彷彿迷你版的榕樹一般，模擬那樣的姿態才能生存下去似的。

島嶼沉浮，當界線模糊起來，地上的一切便也沒那麼真切地存在一樣，
很容易靜下心來。好好地讀完《沒有色彩的多崎作和他的巡禮之年》，
因為是精裝書捨不得用筆劃上有所共振的段落，在喜歡的每一頁
淺淺地摺了一個角，到家再用筆電記下，希望能夠好好記得當下的感受。

之前說喜歡夜間飛行，這次倒是感受到了白日飛行的美好。
因為check-in的早，座位都幸運地被安排在窗邊，
在純粹藍白和陽光交織之外，在什麼也乾淨地沒有的空中讀書，感覺非常好。

同時也能更清楚地看到台灣島。這時候就好懂姐姐說
寧願在國外相見的感覺，島嶼浮沉，有太多關於愛的事，便不輕易去碰它。

回來短短幾天，還得回台中給爸媽看一下，
十天後又是一趟飛行，離地離島好遠。

註九
Koh Lanta
蘭塔島，位於泰國南部喀比府。

很多事情開始越來越記不得，記憶力和注意力開始被藥物和疾病困擾，失眠的問題靠劑量越來越高的藥物可以解決，可是卻變成睡得多，幾乎要起不來，吃完藥全身無力，頭暈反胃嘔吐，有點呼吸困難，逼自己吃東西，在床上待到將近六點身體才有力氣起床，期間只能做一些不需要思考而不耗腦力的事。安柏寧[註十]的藥量增上去後，我一直很惶恐於這件事，不太敢去碰它，就像它是證明我狀況越來越糟的註解一樣，七顆藥丸靜靜地放在那。

姊姊說，我在走她走過的路，大三四時她有段時間糟糕到必須二十四小時有人監視著，否則現在她就不在這兒了。我聽她說了這些，再看看她現在走出來的模樣，心裡覺得很安慰。我把安柏寧放到背包底層，整趟旅程沒有用它。憂鬱是人生必經的階段，姊姊在心理違常的時候沒有尋求醫療，沒有去換取診斷，但好險她走出來了。

長期用藥到底是對身心穩定度有所幫助，還是有所戕害，其實我也越來越分不清。我需要控制自己情緒的時間越來越長，也不知道該怎麼跟醫師說明我的狀況，開始有想要自殘或輕生的念頭，但僅僅只是念頭，還在理性的控制範圍內。有一條線在那邊，我知道自己跨過去就回不來了，所以一直緊緊拉扯著。

昨晚情緒惶恐到線幾乎要崩斷，手一邊發抖一邊一次吞了三顆安柏寧，不用勉強自己控制情緒的時候整天都在哭，希望自己可以睡著，然後不要醒來最好。也不知道對於這種狀況來說，我究竟應該長期勉強自己快樂積極，還是放縱自己的情緒比較好。

然後慢慢選擇不去說太多，因為不想帶給別人困擾，但又害怕沒人拉我回來。我努力相信這只是一個階段，它會走過去，這些當下的衝突都會是一種見證，然後會慢慢走過去。

註十

安柏寧

Alpraline，舒緩焦慮、鎮靜、肌肉鬆弛之藥物。

雜記

關於愛的事，怎麼寫也寫不完，
感覺像得耗費一輩子的氣力琢磨，磨出個金燦盈滿的明燈。

彼岸那頭是重重明滅的燈火，曳著長尾船搖搖晃晃的隨浪前進，長槳擺渡，
渡舟人從來不說些什麼，任憑你在無盡汪洋上無休無眠地，找尋靠岸點，
回首亦找不著軌跡。燈火明滅，在眼底炫出模糊的光影，於是你什麼
也看不清。

若幸尋著停泊之所，
深深的話，總要淺淺地對在乎的人說，總會聽見的，在擁有一切之後。
路很長，所以我們要揮霍地走；大大的世界也要率真地去感受。

也記得永遠別忘了對自己誠實。
別忘了要溫柔，別忘了要快樂。
如此愛才有了價值。

雜記

今天和C相約，其實我家離約定的餐館不過一小段路，C騎來我家樓下後，發現忘了帶我的安全帽，「不然我走過去好了，也不遠。」我說。C沒回我訊息，我在樓下等了一會，才發現他又騎回家拿了安全帽。

一直以來他車速都不慢，風刮臉的速度讓人異常專心，所有事物如水一般地往身後流去，風刮過耳邊呼呼作響，我敲敲他的安全帽跟他說話，也不知道聽不聽得見，但沒關係，我知道他會回答什麼，「……去年……」兩個字颯颯吹進耳裡，對話繼續進行下去，我們都知道彼此會說什麼，一開始微微的那點感傷突然就沒了，忽然爽快起來。

回程的時候，聊了以前住家的鬼故事，那是我們過去下午常一起打發時間的地方，說著有點毛起來，但感覺很好。臨走時C抱我，「天啊，這麼久了。」

十一年了啊，我說。抱了回去。

「不要斷了聯繫。」

「怎麼可能。」我不假思索回答。

有些感情是，你永遠可以毫不懷疑地相信它會走下去。就好像國小時

我們座位永遠在附近，一回頭，

總能找到願意與你共度整個暑假的人，

從十歲到二十一歲。

昨天讓大家擔心了。

狀況是這樣的，照理來說。我絕對得按時服用的藥物只有一顆抗憂鬱藥物，是平衡腦內血清素的用途，能讓情緒穩定。

昨天狀況太糟糕，知道自己如果沒辦法馬上睡著，肯定會越過那條開始傷害自己的線。先是吞了三顆非例行藥物的安柏寧，之後的事，就不太記得了。

藉著對話紀錄回溯，依稀是我仍舊無法入睡，所以再吃了一顆抗憂鬱、一顆抗焦慮、兩顆安柏寧，全身開始脫力，頭好痛，很想吐但肚子裡根本沒東西。然後就睡著了。

中間電話好像響了好幾次，有些接了有些沒接到，也忘記我對電話那頭說了什麼，接著手機掉到床底下，我沒有力氣撿起來。

湯湯進房間把我叫醒，要我每隔一段時間起來喝水，快點把藥代謝掉。我跟騏安說我很害怕，什麼都不記得了，他說別擔心，你只是睡著了。好像又和很多人說了話，有Chris，有婷如，有育璞。

查理說昨天我房間地上有美工刀，我想了一下，好像是為了把《一瞬之光》太長的書封小卡割掉留下的。但他們到底不放心，請湯湯把家裡的刀子都收起來，我問說那我要煮飯怎麼辦啊？

醒來後一直和湯湯道歉，她叫我請她吃飯，我說好啊有什麼問題。

一開始記錄這個，是為了想解決精神疾病被污名化這件事，想讓人看看患者一路是怎麼走過來，出乎意料地幫助了不少人。

我有時候想，生病這件事可能也有它在因果網中的位置，不是意外而生，來時路的燦亮斑點還在那兒，我也會循著彼岸的豔火往前走，撿拾散落一地的我，柔柔軟軟地，從塵埃裡開出花。

雜記

一直想把這個故事寫下來。很多人應該聽我說過這件事了，到現在想起來還是百思不得其解，一直沒有答案。

故事是這樣開始的。那時候我們一家四口剛搬進新屋沒多久，在房東的協助下更換了家裡大門的密碼鎖。室友們的鞋子一向都零散地散落在玄關，而我們四人打扮風格迥異，很輕易就能辨別出哪雙鞋屬於誰，基本上，室友中只有我的穿著風格偏Lady。

室友L的女友C時常來家裡拜訪，所以當我在玄關看見其他Lady風的女鞋，也就不以為意地自動認為屬於她。應該是兩次吧，一次在早晨，一次在傍晚，那雙有銀色金屬裝飾的露趾涼鞋出現了。

因為它實在亮眼，出現的兩次都特別注意到它。

C是我多年好友，據我的認知，她的穿著偏好實在不像是會穿這雙鞋的人，但人都有改變的可能，此時我也不以為意。

有次和C一起吃飯，偶然聊到這雙鞋子，我調侃她

「家裡那雙銀色的涼鞋是妳的吧，很不像妳會穿的風格耶。」

C吃驚，「那雙不是妳的嗎？妳是說上面有銀色金屬的涼鞋？」

我開始有點不安，一方面也覺得刺激，「對啊！啊如果不是我們的，家裡不會有人穿這種女鞋啦。妳不要說謊啦！」

C城府頗深，早年又有整人的陋習，我初步判定是她在說謊。

「真的不是我的啦！」C說。

C表示她看過那雙鞋子一次，而我則看過兩次，有一次出現在早晨，那就代表著，鞋子的主人不是短暫拜訪的朋友，而是在家中過夜的人。

一邊震驚（C）一邊懷疑（我）的兩個人於是決定立刻盤查其他室友。旁敲側擊了剩下三位室友L、室友H、室友S是否有帶其他朋友回家過夜，或近期有沒有邀朋友來訪，得到的結果都是沒有。而據我的了解，室友L跟C是情侶，C來訪基本上都待在L的房間，而C的鞋子跟銀色涼鞋同時出現過，所以不可能L帶人回來C卻不知道。

而H的房間較小，如果有朋友來訪，多半在客廳待客，也不太可能是H。
那段時間也的確沒有其他朋友來訪我們家，更遑論過夜。

剩下的室友S最有嫌疑，但S聽完涼鞋的事情反應很惶恐，
認為自己遇到靈異事件，在這樣詭異的氣氛下，我們決定先更換門鎖密碼。
密碼變更後，涼鞋再也沒有出現。一直偷偷懷疑C說謊整人的我，
也逮到機會突襲檢查了C家裡的鞋櫃，也的確沒有那雙涼鞋存在。

所以那雙涼鞋，到底是誰的？

雜記

剛洗完衣服，可昕傳來訊息問我：你在幹麻？

她在歐洲，每一句關心都充滿時差。

我說我剛跟Chris吃完午餐（如果下午三點算午餐的話），正在等著跟育璞吃晚餐，然後，在猶豫要不要寫《親愛媽咪》註十一的觀後感。

這是我跟可昕的最後一個暑假了，於是我們都在縱情地過生活。

她說，等她回到台灣，心還在歐洲，看到歐洲的難民潮讓她很不知所措。從六月開始我一直認真地在追蹤這個議題，翻譯了幾篇關於非洲的外電，也寫了歐洲各國對於難民潮的不同反響。我說，我很難把這件事二元化地去論述對錯與善惡，每天新訊息這樣一直看一直看，很不知所措。

唉，很難，她說。

看了越多報導，心裡越難過。我說好難溫柔地去面對這個世界，人要有多溫柔，才能不輕言傷心。「很難。」她又說了一次，「尤其當你不知道你能為這個世界做什麼的時候。」就像羅智成寫的那首詩註十二：

我心有所愛，不忍世界頹敗。

「因為有愛……你去關心，無論這個世界知不知道，但給了溫暖。即使是熒熒之光，但當所有愛彙集就是sunshine。」可昕說。

「這份愛會給他們力量，去面對很多生活。你或許無法做什麼，但是當你將愛透過雙眼去看到這些人，真的給他們很大的力量，即使他們不知道。」我說我不懂，我希望我能好好愛人，好好為這個世界做些什麼，但是不知所措。

「我也會無力，」她附和，「尤其看得越多。我又自私……」我說我也是，一方面想努力愛人，一方面又很自私，但又無法不讓自己去在乎的樣子。

「可是我發現這並不衝突。」真的嗎？

「真的。你願意去愛就代表，你在感同身受這個世界的苦難，當你會為這些事焦慮心痛、難過，就是最好的感同身受。我這麼覺得。你無法體會所有苦難，我也自私地不想有如此多的苦難，這真的不衝突，不要為了自己過得好而愧疚，沒有人需要那分愧疚。」

「還不如讓自己過得好，還對社會比較有用吧ㄎㄎ。如果你真的愧疚的話，ㄎㄎ。」她說。

雜記

許久未見C，上次見面是月前了。好不容易他北上參加演唱會，我卻恰好遠遠與他隔了千公里。交情雖然不會因距離而拉遠，但無論是此時的異國遙望，還是北中無法說見就見的百七十公里，偏是把無奈硬生生給扯出來，曝曬在雲煙之下。

C前段日子面臨重大挫敗。身為十幾年交情的老友，我們幾乎是一路看著彼此長大，我在他的每本國語課本上塗滿我的兔子畫，離家出走時也總是第一個打給他；時常吵架，吵完後每個慵懶的下午，兩人便傻傻地一同編織關於未來的妄想，分享所有最私密的悄悄話，細數往後每一個腳步該如何落下，以及我們最終又會在哪裡重遇。

及至他遇到影響深重的挫折，乍聞消息時人在外頭，看完訊息通知，我把手機輕輕蓋在桌上，不知道該怎麼已讀這樣沉重的訊息。所有的安慰都顯得單薄。

有些人，在生命中把自己放得好低好低。於是你會生出很多東西去滋養他，讓他得到能緊握在手心的信念。

猶豫了許久還是點開了訊息，能與他說的，終歸只有輕輕一句「我會陪著你。」一起找到年少時曾經一同翻開的夢，慢慢地相伴走下去。

註十一

《親愛媽咪》

Mommy，由札維耶・多藍（Xavier Dolan）執導的加拿大劇情片。入圍 2014 年第 67 屆坎城影展的主競賽單元，並獲得評審團獎。

註十二

羅智成寫的那首詩

我心有所愛，不忍世界頹敗。
臺灣詩人、作家，1955 年出生於臺北市。
此詩句出自詩篇〈一九七九〉。

章 二

2015.9.13

|

2015.12.10

朋友遇到我，總會問上一句你最近好不好。慣常的回答，通常都是我還不錯很好很好。倒不是想說謊，只是日遠病久，有時候也搞不太清楚如何是正常，如何又是不正常，已經習慣這樣的狀態了，便也察覺不到什麼異樣。或許有點難體會，但當每天都處於極端敏感的情緒，得用力壓抑著所有負面想法時，這已經是你的日常，久之也就當作一種修練，我是有病識感的患者，這點不算太難。

一開始不太容易有輕生的念頭，但每次恐慌發作，便會開始想找個沒人的地方躲起來。稍早在路邊，是第二次的恐慌發作，育璞問說打給我好不好，我說不好，我講電話怕哭，現在農曆七月（其實已經八月），坐在路邊哭怕嚇到人，但還是手一邊發抖一邊接了育璞的電話，講沒幾句就哭了出來。

深深覺得自己好沒用，好像除了關於自己的病，其他事都能處理得好好的；一旦牽扯上自己，便是一重重混亂，平素處事明明至少還算果斷幹練的個性，遇上自己便會軟弱起來。

我坐在路邊跟她說我現在全身發冷，有些幻覺幻聽，

很想找個沒人的地方消失，「我覺得妳會冷是因為……」她頓了一下，

「秋天來了。」我們異口同聲。我頓時……負面情緒瞬間抽離開來，就像夏天啵一聲扭開汽水瓶一樣，情緒也隨著笑聲消失。雖然我嘴上一邊說著她很爛梗，但我知道這是最有用的陪伴。

我一邊說有她真好，「這些都是因為那個誰，才建立起只屬於誰的陪伴機制。也許丟到大團體裡誰都會忘記這件事。」她說。

謝謝妳，妳一直知道我愛妳。

雜記

有你們在真好。
因為有你們在，走著走著可以到處闖禍，闖完就大哭或討抱，之後總有人替我擔心，替我收拾，一一仔細地去替我完成那些我做不到的，然後我就繼續這樣被保護在我想待的世界裡。於是，我有很多很多的時間力氣，去慢慢思索很多事，去努力學會怎麼做個純粹的人，一直這樣慢慢走著，然後依舊到處闖禍等人收拾。

又看了一次湯湯跟德德的故事註十三，
我跟Chris說，如果有一天我結婚，證婚人欄位簽名的一定是妳。
多看幾次忍不住也跟著哭了，把文章貼給了佳倪，佳倪說，妳要當我證人嗎？可能會好幾次。「……………」我說，「好，幾次都可以。」

下午和可昕聊天，我忍不住問她「好愛你們。這樣證婚人到底要蓋誰的章？」
她說，那她當花童吧。「……………」我想想，好吧，其實也不是不可以。
這樣一想，好像需要結很多次婚，才夠把你們都給塞滿，又或者，其實也不需要，因為你們一直都是我的人生大事。

晚上我跟查理說，很神奇的是無論是文字還是見面，只要我一跟他說話，都能馬上感覺得到他當下的情緒是什麼。「大概是因為我的情緒很明顯吧？」我說，「才不是，是因為我愛你。」

還有倍倍和育璞，有你們在真好，一聽到你們的聲音，心總是能安定。

我愛你們。

註十三

湯湯跟德德的故事

出自湯舒雯臉書，描述為好友證婚的故事。

雜記

好姐妹姿寧和前男友分手月餘，感傷依舊，她說，寫篇文章給我好不好？

姿寧是個百分百的瞎妹，不開玩笑，嚴肅的說，真的是。我交友圈中沒有比她更瞎的朋友了。我們曾經在同個團體共事，她向其他幹部抱怨過我是個賤人，還是大賤人那種，但我們始終很好。因為她不僅是個瞎妹，還是聖母型瞎妹，會替仇人找藉口原諒對方的那種。身為一個賤人，我實在很需要這種朋友。讚嘆姿寧。

人一生要遇見能不斷原諒妳的人，真的不容易啊。而愛情就是關於原諒。

十七歲的時候第一次走入感情，那時候的藍圖好長好遠，把彼此都給框在裡面。我想所有感情的一開始，都希望長長的路能夠一起慢慢地走。

但感情終究藏著無數細小的變因，無論好壞，藍圖都可能有浸濕而逐漸模糊的一日——我們不可能永遠停留在初見的那一日，第一次約會，或第一次擁抱的夜晚，終究會向前走的，不論好壞。

人生不可能總如初見。這才是人生啊。

記得八月底一個夜晚，和男友看了《Before Sunrise》註十四，裡面有個好感動人的浪漫與現實：如何誠實地面對在時間的流動下，不得不面對的問題與變化。

一步步往前走，無論我們結束在什麼地方，他的人生藍圖中，畢竟也曾經有過妳，我們得要能原諒對方，也要能原諒自己。原諒那個在感情中，可能不那麼好，有好多缺點，有些自私有些貪婪，有佔有慾有控制慾，無法滿足對方的感情理想的自己。

「但我實在太會原諒自己了。」呃，這樣也並不是很妥當啦。

但妳要知道這樣的自己很好。

我們已經不在同個團體共事，妳沒辦法再向別人抱怨我是個大賤人，我也沒辦法再製造仇恨讓妳討厭我了，即使我知道妳每次最終都會原諒我。但我希望妳記得，在妳每一次受傷時，這個賤人都會一起為妳感傷與心痛，因為我總希望妳好好的，畢竟妳是這樣的好，我所見過最純粹而善良的女孩。

妳會再遇到一個很好很好的人，他終究會穿越人群向妳走來，於是妳用學會的所有喜悅感傷，去擁抱一個值得進入妳人生旅途中的他。他會有值得妳愛的溫柔，我是這麼相信的。但我不希望妳將走出感傷的方式，寄託在下一段感情上，這樣妳終究無法在感情上成熟，無法找到一個完滿的自己。

我們在感情中追求的，終究是一個值得被愛的，很好很好的那個自己。

所以，妳要先學會如何成熟，成熟到足以愛妳自己，妳就不會再害怕寂寞。

當妳能與自己共度每一次憂傷，那個人就會走來，走出千萬人群向妳走來，
而不一定是以愛情的模樣——妳將會因此而能笑著度過每個艱難。
因為妳學會了原諒啊，這就是愛。

分手快樂，妳會快樂。

我真的這麼相信。

註十四

《Before Sunrise》

電影中譯《愛在黎明破曉時》，1995 年於美國上映，
由李察・林尼特 (Richard Linklater) 執導。

記錄 009　2015/9/29

返鄉真的是個完全可以讓人徹底沈淪、無法自拔地成為廢物的行程。
感冒第四天，媽叫我起床吃感冒藥不要再賴在床上，
「可是我沒力氣，」（吃抗憂鬱藥副作用之一）

「媽媽幫我倒水～」
「妳再說一次！這麼懶惰！」我媽板起臉孔。

我忝不知恥地轉向我爸，
「那爸爸幫我倒水～」
「妳再說一次！」我爸板起臉孔。
這兩人真不愧是夫妻。最後只好灰溜溜地自己去倒水，
其實大概五步路的距離而已。

昨日複診，跟醫生詳述了幾次我發作的情境，醫生突然石破天驚地做了個猜測，「我推測，妳的狀況有可能是因為瓣膜性心臟病[註十五]，也就是瓣膜病變所引起的恐慌跟憂鬱。」喔買尬這是什麼超展開，在我對自己做了無數深度剖析、努力尋找病因一個多月後，醫師突然告訴我

「可能是因為妳心臟有問題。」要命。

「因為瓣膜病變引發憂鬱症的患者，是最容易濫用藥物的一群人。」醫師說。
「尤其是濫用安柏寧。安柏寧一顆0.5mg的分量，一天最多只能吃到四顆，再超過會出事。」

安柏寧不是HS藥物（一天一次，睡前服用），是PRN藥物（需要時使用），我便誠實地和醫師說了前幾週濫用藥物的事，
「我有個病人，狀況跟你類似，他最嚴重的時候濫用到一天八顆。
我還是會開安柏寧給你，但是，你要自我訓練，下週我會問妳吃了幾顆、在什麼情況下服用，讓我知道妳的狀況。」

醫生看我咳嗽實在嚴重，又叮嚀了我幾項退燒止咳該注意的事，
真是相當窩心。

於是安排了下週得找時間去大醫院的心臟內科檢查。醫師說不用擔心，
我的狀況即使有病變也是很輕微、不需要動刀的狀況，只是如果能確定病因，
對於患者來說是很好很好的事。

雜記

昨晚和媽媽深聊，媽媽說我太自傲，自傲有時候傷人，
得學會怎麼尊重每個不同的人生經驗和價值觀。

「但我太critical啦，看不慣很多事情，很多人。」
媽說，看不慣跟看不起是兩回事，你可以看不慣，但永遠不能看不起別人。當
妳藉由自己的能力去傷人，
那代表妳還不夠有智慧去駕馭妳的能力，內心不夠有自信，
才會總是想征服別人。

「妳身邊的人之所以還會愛妳，不是因為被妳征服，也不是因為妳的自傲，
而是因為他們看到妳的其他溫柔，
因此願意包容妳的傲慢。」

「媽媽覺得，妳要好好跟妳傷害過的人道歉。有些人不是沒能力，
他只是有自己的步調，還保持著少有的赤子心。」

「我有努力在學會怎麼當個溫柔的人啊。」我說。

「要溫柔，不是從行為上去勉強自己，而是改變妳的心態。當妳的智慧跟能力拉扯到一個平衡點，妳自然而然就會有真正的自信，有自信的人，自然會去體貼別人。」

「我有一直在努力QQ。」我跳針。

「好，媽媽對妳有信心。」她摸摸我的頭。

雜記

我小表妹的個性，跟小時候的我很有些相似。

她性格彆扭，親戚送她東西她總是東推西拒，雙眼卻又偷偷地瞄著本欲給她的禮物，我也正悄悄地窺伺她的彆扭；她人也是嘴巴不甜，更是不太會撒嬌，害怕了便躲起來，也不鬧。氣急了，說不出話便哭，但又不愛依賴別人幫忙解決，近乎反射性地推拒所有示好。

又扭又倔地，人便不討喜了。這樣要強，個性卻又內向且不太爭氣，親戚自然都對開朗活潑的二表妹偏疼一些，橫豎這樣的性子本就不招人疼。

我這樣一路看著她，總覺得她在走我走過的老路，尤其看著別人對她的那份冷淡，便有些心疼。我想她也是感受的到的，正如小時候的我一般。

便也不是開朗有錯，只是對於有些扭曲的人們，

我總會多放一份心思，
因為自己過去亦是如此，只是長大了，便總得學會一些自己
本不愛的技能。
有時候看著看著想想，便覺得對於這種人來說，
不說不做的，其實才是真的。

註十五

瓣膜性心臟病

分為瓣膜狹窄、瓣膜閉鎖不全及感染性心內膜炎。瓣膜性心臟病的症狀包括呼吸急促、下肢水腫、食慾減退及心律不整等，嚴重時會出現肋膜積水、腹水、全身積水等症狀。

昨晚發作，狀況有點混亂，不知道該怎麼好好記述。姑且就用流水帳的方式。

返鄉回家便沒有什麼空間可以躲避，不可避免地在我媽面前吐了兩次，看著父母為我擔心，回家的壓力又沉又重。又因為用藥的緣故，身體多半沒有什麼力氣，思緒很飄，無法好好思考，記憶力變得相當差勁，說出口的話也變得不像自己。久了，都快忘記正常的自己是怎麼樣，也快忘了自己的聲音。

有些像當初看《我想念我自己》[註十六]，主角在早發性阿茲海默症後，徹底成為了另外一個人。我也很想念我自己，好想念過去的自己。

昨晚站在頂樓，當下情緒很混亂，腦內轉的都是各種負面情緒，數度浮現想要輕生的念頭。發作的時候，真的相當難把自己從負面情境中給拉扯出來，那些安慰的話我也都懂、也對別人說過，但一旦在病中，就像陷落在泥沼中，即使好努力好努力想往上爬，還是會一再陷溺窒息。這種無力與反覆的憂鬱，讓我變得相當相當厭惡自己。我最是厭惡軟弱的人，此刻自己卻如此軟弱。

那時很想聽聽誰說話，

一方面痛恨自己得這樣打擾與依賴別人，一方面又忍不住期望有誰能把我拉回來，就傳了訊息給C。我說，我走不下去了，每天生理心理都在撕扯在鬥爭，我好累。

C一直是很溫暖的人，她花了很長的時間跟我說了許多。

「我很自私很自私，我不想失去你，雖然這會讓你過得不開心，但能不能想成為了我和其他愛你的人繼續走下去？這也是一種生活方式啊。我很愛你愛你，雖然我很自私，還是會以你為重，說話累了就不說話，看看人就好。」

「想想在這之前，你是如何一路走到這的，相信自己擁有走出這樣情況的力量。」

「我們每年都約一件事好了，當個目標！」

「你閉上眼，專注聽聽自己的心跳聲。那是你最最純粹的聲音，最真實的，讓這心跳聲消失，是你希望的嗎？對我來說，我很不希望哦。因為這個純粹的聲音救了我好多好多次，把我一次又一次拉回來。所以我很小心珍惜，保護著這個聲音哦。開心不是什麼特別需要學習的能力，是個本能，你也有著的。」

「我覺得人生並非每件事都有確切答案，看看現今社會各種議題，要找到個解決或答案是件難事。這樣的話，又為何要將這千百年複雜困難之事，要求在一個二十一歲的自己身上？」

「我很愛很愛你，所以如果真的無法了，我也會尊重你的選擇，也會繼續繼續愛你。」

被這樣理解的當下，忍不住崩潰大哭。我知道要眼睜睜看著身邊的人選擇輕生，甚至選擇放手，得要有多少的愛和原諒才辦得到。她不要我努力了，只是一句「如果真的無法了，我也會尊重你的選擇」，就把我給解脫出來。

C說到一半，便接到了A的電話。那時候正是最崩潰到無法說話的時候，要很用力很用力才能有聲音，大部分時間是他聽我哭，但聽到他的聲音便很安心。他們說不會對我放手，但這樣何嘗不是又給人增添負擔，越想便越痛苦。

我很怕自己越走越遠，遠到連他們都拉不住我的時候，不知道自己會變成什麼模樣，會過得如何，但希望未來的路，終究是玫瑰色的模樣，長長的路得慢慢地走，可能需要花上一年兩年，或更長的時間，我才能完整的脫去這些舊羽，然後才能學會無所顧忌地飛翔。

註十六

《我想念我自己》

(Still Alice) 改編自莉莎・潔諾娃所寫的2007年同名小說。2014年於美國上映，本片由理查・葛拉薩與瓦希・魏斯特摩蘭聯合執導，茱莉安・摩爾主演。

雜記

我一直活在一種相當濃重迫人的不祥預感之中，
就像琴橋上緊繃著的A弦，勒得又細又緊，稍微不注意多拉扯一下
便要鏘地一聲，恢宏地發出宣告式的斷裂。

生活一如日復一日在牆上仔仔細細勻上灰泥，活在這種預感之中，
便無法忍受平整整的泥牆上有一絲疙瘩，仔細想來倒也不是不祥，只是特別地
追求某種理想中的純粹，即便是在渾沌到已經騷動起的世界。為了追求這個，
便會衍生出許多可以稱作準則或道德標竿的東西，然後一一去要求自己
做到純然的100%，少了一分便不成樣，就像層層疊疊的千層派，
最後完美地抹上現打的奶油花或卡士達醬，中間少了一層都不行。

追求純粹這件事聽起來有些天真，
但倒不是以為現實真的有多單純，反而是認知到
「社會的一切都不是如此簡單噢」這件事後的反抗，相信人總不能放棄堅持跟
追求，守著自己的聲音（聽起來很有些頑固的樣子）。

「我跟妳是完全不一樣的人。對我來說，能好好把妳們養大就夠了，

其他的我沒有心力去想。」媽媽這麼說。

「社會上需要不同的人來平衡，所以有妳這樣的，有我這樣的。」

有這樣的心力去追求理想，並且有心思去不斷自省與往前走，也是建立在總有人為妳著想付出，成為妳的停泊港，於是便有很多很多的時間，能去追求某種近乎純律一樣自然美好的東西。

於是謹記不要忘記自己的聲音，回首路上，冀望一切皆是燈火，能燃起一盞盞燈的迴響。

雜記

慢慢覺得身體裡有什麼東西正在死去，
那個真正存在的，可以稱作自我的東西。
人生真的成了一齣戲，相當抽離地在旁觀自己演出一幕幕精采的戲劇，
拿捏著分量與情緒，一如活在楚門的世界似的，漫古地遙遙荒漠中，自我飄散
成了無所不在抑或無所在，什麼是真實的聲音，都逐漸雲散般地遺忘。

這種不得不依存著劇本而活的日子如剜肉一樣痛，知覺太多，敏感太過，
服用藥物後能讓腦子變得鈍一些茫一些，似乎就不那麼痛苦，但那種失去語言
與思緒的惶然，又沈甸甸地壓在心口。因為我只相信感覺。
生活是憑藉著感覺在走，一旦斷去根本寸步難行手足無措。

可是卻又常常在想，是不是有一個地方，或是有一個人，可以讓我安靜地
站在那裡，好好地看清楚自己的感覺。就像每次越過三峽橋，走到身心診所，
彷彿渡過了某個神隱少女裡的結界——過去了，就回不來。
站在河的對岸彷彿另一個世界，那樣眺望著身旁來來去去平凡的日子。

半夜有時候會走到頂樓，遠望三峽的街道高速公路，

所有的光都在飄蕩，泡在水中氤氳模糊的模樣。
有時候挺羨慕那樣在深夜中疾駛的車輛，一輛輛急馳而過，總有個目的地
等待他們去，必然要在什麼地方停下吧，然後有個棲身之所，我這樣想著。

而我找不著休整之處，一直一直地在盲目衝撞，就像活在一幢
有三千房間的老宅，日復一日地打開每扇門尋找些什麼，卻又總是錯過。
身心消耗殆盡，沒有任何地方可以充電，補充枯竭的能量泉源。

很疲倦，常常覺得要走不下去，總覺得需要有本本子，
把每天每天遇到的美好都給記錄下來，
才能提醒自己好好活下去。

某方面來說，我一直在期待有誰能把我拉回來。
憂鬱症最讓人痛苦的，就是情緒會突然沒由來地陷入恐怖低潮，一拳一拳打在棉花上那樣無力的程度，連原因也找不著，「想想快樂的事」也完全無助於事。一邊相當自我厭惡的，在最低潮的時候打給姿宇，一邊和她通話一邊嘔吐。我說好累，走不下去了，等不到天亮了，好想離開，
我看不見康復的希望在哪裡。

狀況越來越糟，我變得不像自己，腦子幾乎是空白的，
所有言語都從腦海裡流失，發作頻率越來越高。

自我訓練又再度失敗，我只能靠濫用藥物來遏止自己可能輕生的行為。
說到最後我們兩個人都在哭，我跟她說對不起，請妳不要記得我現在的樣子，
我現在的樣子好可怕。她說要求妳努力雖然很自私，讓妳很痛苦，
但能不能至少撐到明天，她還想見見我，陪我去檢查心臟，好不好？

我不敢承諾她什麼，當下腦子一團亂，只有想離開的念頭，
說我好痛恨我自己，為什麼得這樣打擾你們，我說愛總會消磨，
誰不喜歡陽光活潑可愛的女孩，而不是我這樣極其憂傷而不穩定的調子，

當把這些愛都給消耗殆盡，或是將你們也一同拖下來沈淪，
我真的會恨死自己。

她說，我不該把她們的愛想得這麼簡單。學姊也說，真正的愛不會透支。狀況好的時候，這些道理我也都懂，但一旦發作起來，所有所有的事情都成了負面，世界顛倒傾頹。

室友泡了一杯熱抹茶進來，紙條上寫著「喝了先睡」。那時候我已經沒什麼知覺，吞了很多顆很多顆藥，我一邊哭著跟姿宇說對不起一邊掛上電話，然後就沒有記憶了。一直到剛才醒來，全身脫力，反胃到什麼都吃不下，我試著抓回昨晚一點一滴的記憶，我好怕失憶的感覺，所以不得不一直記錄這些。

至少最終最終，我終於做到了彼此的承諾，
我撐到了天亮，也能夠等到她來。

雜記

回台中的時候，爸媽總會問在台北會跟誰出去？在做什麼？

跟朋友吃飯走走啊，我說。

「什麼朋友？」學生會的朋友。

「誰？」Tina、Chris、Coco他們啊……

「啊？他們不是妳高中同學嗎？」對啦。他們是我高中同學，也是我的大學摯友，一路走來好長好長的六年。

相處太久，總以為時間會這樣一直走下去。

有一次搭淡水線，記得是到北藝大吧，過了圓山後捷運出了地面，開始有陽光能夠曬進車廂，夏天的五六點陽光正好。一群女高中生一邊彼此笑鬧上了車，一身白色制服斜掛著肩背包，聊社團聊午膳，那笑容燦爛的，連豔陽都為之黯淡，我看得有些出神，好青春。那時候覺得車子能不要停最好，就這樣慢慢地在台北城的上頭，沿著彎道一站一站前進。

但車子終究會靠站，笑聲會停人會走，韶光易逝，年華那樣脆弱。

如果說大學是一生最燦爛的青春，那我的青春便是你們。從學生會相識一路走來，大一到大四，這段路好長好長。

「欸，要拍照了快假裝感情很好的樣子！」是戲謔的話，情感會淡人會走，但有過摩擦爭執革命的感情怎能不真實。雖然，我們都不再是凌晨三點一起待在會辦的日子，在商院路上走著，前頭也不再看見你們為學校活動奔波的身影。

但是人一生能有很多種愛。有一種愛是，所有的快樂都是應得的，回頭我知道你們在。當你們回眸，我也會停下，回首張望。

雜記

寫在畢業以前。

其實我們大多不談畢業這件事的。

一提到畢業，便有些焦躁茫然，我們欣羨替自己人生規劃好目標，並且踏踏實實走在上頭的人；甚至對這些人，有些嫉妒。

大三前我是這樣的人，循自己的目標，兢兢業業地累積起有厚度的資歷知識，擔任學生會長、到處奔波實習，把時間壓縮到極限，實習完還得遠赴校外上外語到晚上十點，跑不完的活動，書一袋一袋地買，永遠也追趕不完。如此一來，似乎能斬釘截鐵地為自己的未來定下方向標。

我是這樣計畫好的。今年原定得要申請出國研習，以及國外研究所的申請，但突如其來的憂鬱症把這一切都給擊垮。我幾乎無力去準備任何事情——毫無動力與思考能力地，我的人生軌跡開始偏離，無力掌握。大三以前累積的厚度一夕之間灰飛煙滅，涓滴不剩，人生狀態幾乎歸零，就像遊戲人物死亡時畫面漸漸轉成黑白，於是你只能按下「重新開始」，回到你僅存的上一個記憶點，從頭來過。

你永遠不知道人生會發生什麼。就像搭上火車，藉由數千個分軌器把我們帶往遙遠的彼方，你不知道目的地，也並不清楚會在哪裡轉彎。

前陣子和一位媒體圈的前輩吃飯，結束時，前輩突然問：「如果讓妳選，妳要去哪家媒體？妳希望能從事什麼樣的工作？」我幾乎是愣住了。我好確定自己要往新聞去走，卻在這位資深媒體前輩直接而明瞭的提問之下，愣住了。循著前頭交談的脈絡，我知道前輩要問的，不是「去新媒體／獨立媒體啊，當文字記者吧。」這樣的答案。於是我發現我答不出來。

我想從事什麼樣的工作？

我唯一能肯定的，便是我希望在未來從事的領域中，無論如何都能懷有足夠的溫柔，去負起對社會的責任，簡單來說就是以「冷靜的頭腦，溫暖的心」這樣行事，然後哪怕一點點也好，能讓這個世界美好一點。我想做這樣的事。

但我相當焦慮。

前路不清，晦暗不明。

但我慶幸的是，終究有北大的你們跟我一起茫然，一起成長，在剩下的八個月中我們彼此陪伴；在未來的人生旅途中，也依舊有你們存在。

我們在此刻一同焦慮，而焦慮將讓我們成長為足夠溫柔的人。

／寫於臺北大學

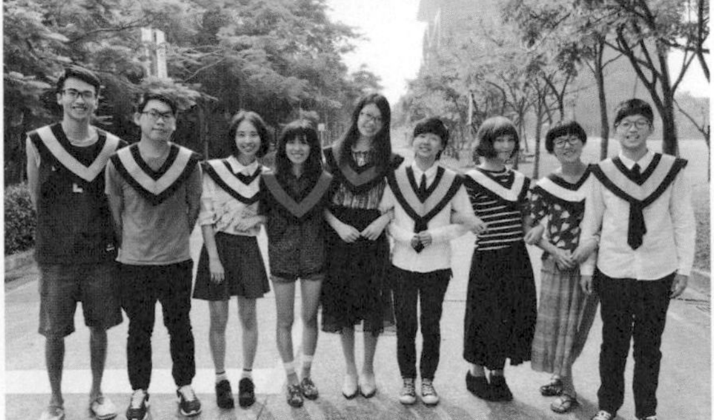

工作告一個段落，終於又完成了過去自己辦得到的成就，
跟新工作的姊姊聊了很多工作上與稿件的可能性，相當有趣。成為外稿作家，
某方面來說好像也證明了我沒有失去某些我過去引以為傲的能力。

一直有意識地知道，未來無論我想在哪個領域發展，想要成為我理想中的「好人」，我必須有一顆非常非常柔軟又堅強的心，能苦人所苦，痛人所痛，同時又得要有冷靜的思路，能適當地旁觀他人的痛苦，有計畫性手段性地，去做出有力的論述與行動。

這非常困難，大多時候我迷失在自己的情緒裡，難過到不能自已。因為生病，
或是當前的人生階段本如是，對於龐大到億萬計的因果網所連繫成的社會問題，時常感到無力負荷、卻又想伸手接下些什麼。

當我今天意識到，原來我腦子裡美好的那些東西並未失去，
只是需要費力地把它挖掘出來，才能找回那些語言與文字的魅力，
工作上的果決與主動。它依然存在，即使我依舊無力。
但它宛如一顆定心丸，是個萌芽的希望。

我試圖學會與軟綿綿、撐不起一個人樣的自己共處，
而不是試圖將她割捨。如同學姊向我說的，一如我愛貓七七，連牠撕咬
我的精裝書、撞壞我提琴音柱的敗壞部分也一起愛著，我也得這麼愛自己，
愛這個灰暗、失去光彩、生活混亂不成樣的自己，
一如身邊人那樣愛著我。

雜記

關於貼紙的兩則故事。

1

第一次知道「Legalize Gay Marriage」[註十七]這個婚姻平權貼紙計畫，是因為S。

那天在辦公室，S問我要不要花四十塊，買一個有大大GAY字樣的徽章貼紙，那時沒有想太多，想說才四十塊，就買個徽章當紀念品吧。彼時並沒有預料到在我眼裡相當平凡的徽章，其實一點也不平凡。

GAY這三個字母，在徽章上被設計得異常顯眼，比起Legalize跟Marriage這兩個不是每個人都懂的單字，GAY在台灣太常出現在生活中了，從日常嬉鬧的口語，到正經的學術論述，GAY有點小小的尋常，卻又有大大的敏感。

起初我不認為僅僅一個徽章，能在現實生活中激起什麼漣漪。沒想太多便把徽章掛上米白色的後背包，粗粗的黑體字相當顯眼。有次和朋友吃飯，他一瞥我包上的徽章，問我為什麼掛GAY？所以妳是喔？

他有些戲謔。我把包包轉正讓他看清楚，「是婚姻平權。」我說。

哦，那很好，他說。

我便有些疑惑，一個徽章也會成為小小的標籤嗎？GAY是會讓人無意地拿來戲謔他人的詞彙嗎？在新加坡機場的時候，因為懶得再出境領下一段機票，便到轉機大廳加購直領機票的服務。

櫃檯是個拉丁裔的美女姐姐，領完下一段機票後，她指了指我的包包，「I like this..., where can I buy it?」

我以為她是指我借來的大後背包，我正要解釋，她說：

「Legalize gay marriage. Oh, it is really nice.」

伴隨著一聲小小的嘆息。我才意識到，原來大家是有看見它的，它悄悄地進入旁人的眼底，起著我不知道的作用。

我想的沒有發起人多，後來便偷偷地覺得，如果我能毫不在意大剌剌的，用最生活、最平凡的態度，在背上總掛著三個大大的字母GAY，讓自己的每一天都成為小小的同志大遊行，去翻轉GAY這個總被無意拿來譏笑嘲弄的字眼，或許，只是或許，可能在我看不見的角落，會燦燦然地，生出些微小的勇氣。

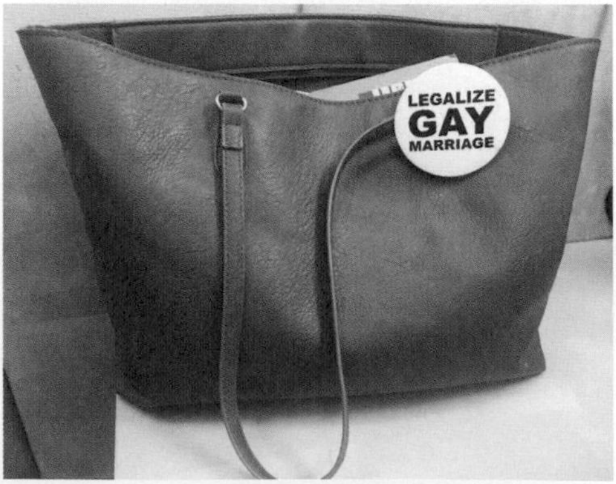

2

手邊也有「台灣國護照計畫」的貼紙一張，方拿到便興匆匆地黏貼上墨綠色的護照本，黨徽成了可愛的台灣島。在前些日子從台灣飛新加坡時，卻在虎航地勤臉色難看且不耐地要求下，不得不將它撕掉，才能領取登機證。

我是知道檢查時需要脫下護照套的，但見身邊朋友，有人護照上黏著大大歪斜的旅行社貼紙，把中華民國和黨徽都給遮得辨認不清；有人是黏著姓名貼紙，中華兩字被遮了大半，卻也不曾見他們被要求撕下。

貼紙似乎不能影響些什麼，卻又能影響些什麼。

雜記

關於甜點。

1

起先我是不愛吃甜點的，會喜歡上檸檬塔，還是因為母親。高中準備考試時的週末，母親偶爾會帶我去咖啡廳放放鬆，看本散文，吃份下午茶，坐在窗邊曬太陽。她慣是節儉的人，其實不太主動去享受些什麼，到底還是為了我，才會踏進咖啡廳這般在她眼裡有些奢侈的地方。

那次母親點了份翡翠檸檬塔，金黃色的塔身圓圓地相當完滿，灑上了翠綠的檸檬皮絲，有些苦味，餡如凝脂般綿密細膩，酸甜冰涼，塔皮厚厚實實地，坐穩了扎實的口感。彼時我是不太愛的，總嫌它太酸，母親卻一嚐就愛上。知道她的偏愛後，每逢母親生日（或是跟媽媽吵架自知理虧時ㄎㄎ），我都會到這家店鋪，帶上一個檸檬塔回家，從它九十元買到如今一百五。

這成了某種我對母親好的方式。就像童年，每次我有了難過委屈，她會削上一顆蘋果，對我說「吃蘋果心情會變好喔。」

這是某種，藉由食物所建立起的朦朦朧好感與制約。好像吃完蘋果，真的就能開心點一樣；母親有了檸檬塔，可能也能開心一些。

2

高三時得晚自習，總在學校留到九點半。有次和人吵架，便賭氣不留了，五點多便收收書包回家。

那日心情極差，便不愛搭長途公車，於是一路走回家，天黑得很快。好長一段時間後，才順路到了那家咖啡廳的店門口。當下很突然地，非常非常想一嚐檸檬塔的酸苦。

走進店裡，才發現已經貼上「今日完售」了。一個也不剩。

出了店門口，一邊走路一邊掉眼淚，整日累積的情緒在店員複誦「檸檬塔賣完了喔！」之下爆破。有種好不容易有所期待、冀望心情能好一些，卻又被摧毀的二度重傷——真的是從小就相當多愁善感。最後它慢慢成為一種執著，真的是不要拿檸檬塔跟我開玩笑。絕——對——不——行，這樣的程度。

這禮拜狀況相當持平，憂鬱症的慣用藥量減輕，但意外地確診三尖瓣閉鎖[註十八]不全，拿了心臟內科的藥，快變成玻璃藥罐子似的，

相當厭惡這樣不斷服藥的狀況——小小確幸的是，終於知道自己體育總是不好的原因，真的不是我運動神經不發達。

憂鬱症是條長河，有時漲落，月滿潮汐時的崩潰，素日的潺潺細流。而人就像河底的稜角石，日復一日地被刮刷衝磨，硬刺的稜角卻怎麼樣也圓滿不成一顆鵝卵石，於是鎮日得忍受不斷翻滾碰撞的疼痛。

身體逐漸在適應藥物，副作用變得輕，不再嘔吐，但人依舊時常沒力氣，用完藥腦子總會有點茫。

無法控制自己的思緒，

大概便像在颱風天放起風箏，幾乎無力去應付所有事。光是要「像個正常人般與人相處」就得耗費巨量的心力，一旦放縱而不盡力控制，整個人便會相當孤僻灰暗，厭世而陰鬱寡言。為了維持正常生活，在這方面一直努力著，相當用力地。

開學至今，如何應付日常生活也是個挑戰，總是不斷地遲到、取消、失敗、錯過，雖然說過患者要學會原諒自己，但也開始質疑，如此是不是在滋養放縱疾病？而選擇不原諒，是否又會加重病情？

每日都像活在夢中似的，不確定自己有沒有醒來，抑或是仍在某個夢魘之中。

友人對我說：「逼自己要假裝正常，其實更痛苦。」但現實往往並不允許我放縱。現下外顯的這些表徵，到底來說還是克制與篩選過的結果，選擇性地顯露出來的模樣。真正陰鬱到深淵的那些反覆、尖銳、厭世，都深深地壓在岩層下頭，承受不斷累積的重重河沙。一旦岩層曝露，那便是連最低限度的正常生活都無法享受。

雖然努力在學會怎麼去愛這個敗壞的自我，如此心才有可能慢慢被修復，但要努力的事情太多，這幾乎得排在最後頭。即便我好懷念那個能好好跟世界對話的自己。

雜記

1

說來實在陰暗，我有三種不同版本的太宰治《人間失格》，再加上從姐姐那裡接收來的一本，總共有四本之多。但除了《維榮之妻》以及上述之作，我沒再讀過太宰治的其他作品。

今天第一次看《津輕》，實在是被太宰治的細膩與古靈精怪給折服，真的是個相當可愛的人。《津輕》號稱是作者陰鬱人生中最後的明亮之作，讀來也的確，有切切實實的開朗，語言婉轉而細緻。

說到語言的細膩程度這件事，不免又想到我自己了。書中有個橋段，是太宰治回蟹田拜訪N君，臨去前捎信一封告知N君：「請別費心張羅，裝作不知道我要去就好。千萬別來車站接我。倒是蘋果酒，還有螃蟹，這兩樣就麻煩你了。」怎麼會是蘋果酒——太宰愛的從來都是啤酒清酒，只是後兩者貴上許多，是以客氣地寫上了較便宜的當地特產酒類。太宰稱這是屬於大人的智慧。

N君也是個有趣的奇人，「我老婆看了你寄來的信，她說想必太宰在東京喝膩了清酒和啤酒……我告訴她沒那回事！那小子根本不可能喝膩了啤酒和清酒，他肯定是跟我客套啦。」

太宰這時還要嘴硬，「不過，夫人說的也不算不對……」

「聽聽你說的！算了不提了，先來清酒？還是啤酒？」

「啤酒還是擺到後頭喝吧！」他終於不客氣地腆起臉來了。

主角要換作是我，肯定是毫不思索兼且厚臉皮的去信一封「要酒，酒要管夠！要好喝的啊！」實在學不來這種迷人可愛的婉轉與小彆扭。

又想起近來最常聽見的問候語，非「你最近還好嗎？」莫屬。要是問「今天還好嗎？」還好回答一些，每日的狀況多少不同，但長足的變化是沒有的。把時間拉長遠來看——那我自然是不好了，但總不能生硬而直白地回一句「最近不好，哈哈哈！」怕是會嚇到人。

無論怎麼回覆都顯得有些尷尬，

後來便想了一種我自認相當有意義的回覆，那就是「最近實在很好，狀況有改善，自從用藥後病情有長足的進展，每天感覺都在雲上飄，妙哉妙哉。」打定主意要開始使用後，大家好像都感受到我頑劣厭世的惡意，不約而同地都改問起「今天還好嗎？」內心真是五味雜陳。

最後這麼問起的只有我姐，但我實在不敢這樣回應她，語言的藝術真是……

2

最後，想到《維榮之妻》裡的一段文字：

「人的一生終究是息吐於煉獄之中的吧。所謂寸善尺魔，這是再真實不過的事了。一寸的微弱幸福身後，勢必尾隨著一尺的駭人邪魔同來。一個人的三百六十五天，哪一天不悒鬱憂心？只要能有一天，不，有半天不操心啊，那就是個幸福的人啦。」

也不知道太宰治最後是不是連這半日也尋不著了。實在讓人感傷。

雜記

1

貓七七回台中長住後，被父母寵得嬌慣，愈發任性起來。除了和電視吃醋，如今也和電腦爭寵，偏愛擋在螢幕前，我爸使用中總被干擾，擋著擋著，七七自己就在電腦前入睡了，黃絨絨的一彎月亮一樣，溫軟的貓身隨著呼吸一起一伏，實在是幼稚得教人心頭發軟。我說把牠抱走吧，爸說：「沒辦法用只好關機……算了，不要吵牠，我也要出門了。」

我跟姐姐久不在家，家裡如今只有父母二人，七七便有加倍的愛。隱微地，總覺得父親對貓說話的口吻，和對小時候的我們姐妹倆一般，那樣溫柔敦厚。

2

幼稚園的時候，可能煮起來便捷，每週下午的甜點總有三四天是仙草，吃得太多，就有些討厭起仙草特有的腥味，後來都會留下大半碗，還因此常常被老師給罰站。

長大後，其實也不是特別在意那樣的仙草腥，但回憶不好，也就從來不碰。

喜惡從味覺移轉到了記憶。

前陣子A對我說，看我寫檸檬塔，一和母親吵架就買甜點贖罪，就想起過去他也是這般，總拿仙草賴作為與阿嬤賠罪的橋梁。

後來經由新聞才知道，他經年向他買仙草的、巷口的灰髮老先生，家裡相當辛苦，只餘下兩個垂垂耆老。A便默默捐了三分之一的薪水給老先生家，那時候對他來說並不是筆小數目。後來，再想光顧店鋪照顧老先生的生意，阿嬤卻已經不在了，買了，也不知道該買給誰。

我想著那種，還能向誰賠罪的感覺。

前幾天和A一同到他家鄉，騎車經過了那個巷口，停下車他問我吃不吃仙草？我愣了一下，想起老先生的事，長輩的事，點了點頭。

事隔好多年再次嚐到仙草特有的苦甘甜淡，觀感從記憶又回到了味覺，嘴裡便覺得很甜。

2015/10/29

前幾週以來，情緒一直都相當的平和，一方面我有些欣喜於擺脫低潮，另一方面又在心底隱隱擔憂：這會不會只是階段性的平靜？

我會不會再次掉落谷底？

答案是會的。其實這幾天忍得辛苦，人前還是努力控制得一派平靜輕鬆，但那種與人群的疏離感從未消解。好像與世界劃分為二，這裡是他們而那裡是我，一清二楚。於是有了分割世界的古橋，而我站在那一頭，橋崩毀的那一天也徹底失去了回去的憑依。

這種憂鬱是沒來由的，無法控制的那般，失速的快車一頭撞上壁崖，車體肢解，亂石崩落。

到底，有沒有與自己和解的那天？

害怕自己輕生，不得不吞下好多藥物，腦袋便會開始昏沉無力劇烈作痛，思緒一跳一跳地，幻聽如同電台訊號薄弱的嘶嘶雜音，一陣一陣侵襲耳膜，鑽進腦海，成了鐵鑽一樣地鏗鏘。

最困難的是，我總是想維持正常生活，因此好多話選擇不說，
也並不想身邊人總是聽我反覆抑鬱。連我自己都厭煩這樣庸懦的人。
實在是很討厭自己，相當厭惡。

雜記

下午到關渡電影節觀影，看完後整個人心情都在飛，下山的時候沒有搭車，選擇慢慢吞吞地沿著公車路線走，有一些感動在裡面，需要一點一點消化。

下山的時候迷了路，兩年前來關渡藝術節，也發生了這樣的事。走錯一樣的路，繞了幾個圈子，踅進小巷，才到了黃澄澄的捷運二號出口。

身邊的人噠噠噠地走著，突然想起哈利波特電影第七集裡，最後哈利要前往黑森林面對死亡時，妙麗衝向前一步，哭著對哈利說I go with you，不是每個人都能陪你走很長很長的路，一起迷途，陪你看盡最黑暗的一切。和人分享快樂很簡單，共食憂傷卻很難。

I go with you，一種似乎只活在電影裡的愛，現實中卻真正存在，毫不畏懼地陪你走下去。I love you guys，用各種形式關心著我的愛人家人們，半夜在家想著，三個月來每個會面與通話，總覺得眼角有什麼東西湧出來，收割了好多愛，一把一把種在心田讓它發芽。

雜記

夜晚的公車一個人都沒有，登上了高速公路，整班車依舊只有司機與我一名乘客，安靜得過分。永寧站也靜，沒什麼人，往南港的班次還要四分又三十五秒才抵達，月台空蕩蕩的，往反方向的車不斷抵達與離開，在這四分三十五秒間，完成了無數次離去。

自己不是喜歡半夜在外遊蕩的個性，但有些時候太過艱難於停留在熟悉的地方，離家遠一些總能把思緒放緩。一如過去每次降落臺灣，都得深吸好幾口氣壓下浮塵一般飄動的煩躁，回家總需要勇氣。

於是好像慢慢喜歡上離家的感覺，除非實在疲憊，否則能不待在家總是好的。

太久沒長時間停留家鄉，每次回去總是蜻蜓點水般，曇花也沒這麼短暫地一夜離開。一開始是因為家庭好重，我不愛承擔，如今台中倒陌生成了異地之鄉，我則成為旅客，陌生到不再需要準備任何情緒。

四分三十五秒後，有人離去，有人繼續等待。

不知道他們的目的地是旅途還是返家，無論如何時間還是會走下去，

就像聲音的藝術也得靠不斷抵達與離開交織而成，
「才到就已經過去了。」這樣的，無法阻止它前進感傷。
四分三十六秒，又完成了一次離開。

應該是兩個月前吧，Y半夜私訊了我，

「我一次吞了八顆藥，還是睡不著。」我當下大驚，連忙問她人在哪、身邊有誰、為什麼要吞藥？她說：「不想干擾或麻煩她，睡著就不會發作了……」那時她身邊的人是我亦認識的H。我著急地跟她解釋，妳這樣做，才真的是帶給H困擾。她永遠、永遠也不會嫌棄妳發病，或許會痛苦於自己無法幫助妳、什麼也做不了，但絕不會厭倦妳的憂鬱，正如我一樣，我也不會。

我跟她說，H很愛妳，我也很愛。雖然我說不出原因，也無跡可循，甚至我們才認識半年，但我真的很愛妳，願意承擔妳的一切不美好。

我當時啊，其實覺得她這樣的做法有夠荒謬，也很生氣，想狠狠拿《辭海》K她腦袋三千下那種生氣。我們都在這裡，想擁抱妳，讓妳哭泣，崩潰，甚至傷害我們都沒關係，為什麼要選擇戕害自己的身體？

到頭來，昨晚我做了一樣的事。憂鬱症是一種長期的情緒低潮，或許是壓抑太久，昨晚自己數度崩潰，下午已經開始有些失控，哭了好幾次，安安抱著我，我很想對他說些什麼，張開口卻吐不出半句話。

我認為這樣實在不行，每次見面，總是在流淚、在抑鬱不樂，我希望我們的相處可以是正常的，所以我努力想要讓自己看起來開心一些，愛說話一些，但真的好痛苦，我真的做不到。我痛恨自己做不到，痛恨自己讓愛我的人跟著我一起煎熬。晚上姿宇陪我走了些路，我們到北大高中散步，哭著跟她說了很多，她問我有沒有好一點？回家後，安安也問我，跟姿宇出去走走後有沒有好一些？

我不知道誰能替我代言這種痛苦，其實從來也沒有「好一點」的時候。我的情緒是穩定的，穩定地在低潮上走，所以我好累，好想要哪怕一天就好，可以至少回穩到平常值，讓我喘口氣休息一下。

後來越想，就越討厭自己總是在親密的人面前，呈現出這樣不堪醜陋的一面。所以會抗拒、會想把親密的人支開，甚至會選擇用傷害他們的方式，不言不語、冷漠以待、各種拒絕，來讓他們離我遠一些，這樣我就不會再依賴——我多麼希望你們眼中的我，是明亮美好的，而不是回想起來，都是那樣苦長的憂鬱。

我不想這樣一直打擾你們，雖然我知道我好需要每個擁抱，每一句關懷。但當你們對我說「會好起來」、「要堅強」，我就好怕讓你們失望，讓你們知道我其實從來沒有好起來過。

我好累了，回家後，我也想著只要睡著了，我就不會再打擾你們、帶給你們困擾。我一向難以成眠，先是吃了四顆藥，反胃吐了兩次，還是無法入睡，反覆又吞了兩顆，意識才終於模糊起來，我便不太記得之後發生了什麼，好像跟人說了話，回過私訊，但一直到隔日下午兩點多清醒後，才開始真正有了意識。

一直以來我幫助了很多人，卻幫不了自己。我總覺得，我身邊的人是那樣溫柔又堅強，你們有好多勇氣，才有辦法承擔我這樣濃重的不安與恐懼，一次次地安撫我，陪著我哭，看著我掙扎在生死邊緣，承受這樣的不能承受之重。

而我無力於回應你們些什麼。

我知道安安無力於我的狀況，也會對我生氣，煩躁得總是得靠抽菸間星火明滅的時光來平復自己的情緒，然後才有力氣來支撐我，溫柔地對我說一句「妳會好起來」。我知道他半夜發現我出門，擔心得得跟著下樓，就為了看看我還好不好，怕我冷幫我送件外套。我知道姿宇出門忙了一整天，聽見我又在反覆崩潰，還是拖著身子陪我在北大高中坐了好久，一路對著我低低私語，告訴我我很勇敢，說我便是太過溫柔，太會替身邊人著想，才會讓自己這樣憂傷；告訴我我終會好起來。

這些期望讓我又愛又怕。愛的是你們，無庸置疑；怕的是我自己，總不想這樣，反覆消磨這些感情與相處的時光。人生這樣短暫，每一次的見面，我都希望能是好好的。

我好希望作為你們摯友與愛人的，都能是個開朗明媚如春的女孩，而不是像我一般如灘爛泥，給不了你們什麼，甚至無法帶給你們快樂。從對身邊所有事物都苛刻要求完美，到現在的毫無動力，所有事情都是「過得去就好」的隨便模樣。

很多時候，我不知道該怎麼去拿捏周遭親密空間的拉扯，也不知道該怎麼讓自己好一些，甚至不知道，前路有沒有光點，足以讓我跟著那些光點前進，最終玫瑰盛開。

雜記

Dear Chian

誠實來說，

最一開始我沒想過我們能這樣穩定地維持關係，直到你生日的這天。畢竟起先，我們對彼此的人生或價值觀都如此生疏，總覺得隱隱間會有什麼未爆彈，把經營起來的感情付之一炬。

交往近四個月，你的生日算是一個不大不小的里程碑，大在前三個月總是磨合最劇烈的時期，而我們走過到了彼岸，好在熱戀能成為潤滑劑；小在時間其實不長，我們還有更多挑戰得一起面對，有更多經驗得一同經歷，然後累積，最終生成我們彼此能夠依賴的模樣。

二〇一五年是充滿紀念性的一年，這段日子的每一個挫折沮喪或煩躁，欣喜愉悅或關於愛，都是一點點一點點的塵埃，最終會積累成一朵盛開如花火，用它的點點餘溫，熨貼著走向二〇一六。我想時間會過得很快，很快是聖誕節，是新年，是情人節是我的生日。時間走得很疾，但感情卻不能。我從來不把感情想得太浪漫，因為它總經不起現實的烹製。但在身邊的人對我信誓旦旦地說：「愛真的可以克服困難，不計代價的。」

而且不知何起，不知所終後，有點意外地我在這段感情裡慢慢相信起來，想渡一次這樣安靜的、認真的、努力的、唐吉軻德式的關係。

時間會繼續往下走，可能會因為平淡，我們游離原本溫馨的港灣；因為好奇，行程會在某個十字路口不經意地拐彎；因為一個充滿遐想的未來，放棄溫暖的當下。我不相信承諾，我只相信相處的每一個當下——就像你對我說的，未來有定然存在的困境，我們會牽著彼此走過。我也想過，我生命裡的溫暖可能就這麼多，都給了現在這段感情，而感情是進行式，永遠無法蓋棺論定，我們每走過一步，這些溫暖都會生成星火，最終許彼此一個煙花燦爛。

生日快樂。

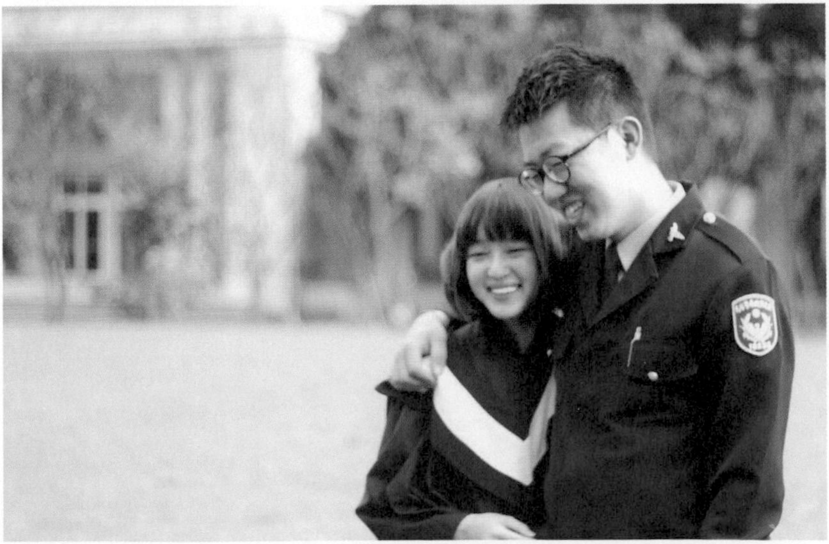

雜記

到寺廟參拜，總能見到形形色色內心的渴想，盼望浮動在空氣中，香煙裊裊，觀音靜坐。

觀音座前，那孩子還沒上幼稚園的年紀吧，戴著藍色軟帽，淺灰色的厚實夾克，身高還沒到一旁父親的膝蓋。爸爸矮下身子與他齊高，從後頭環抱著他，「你跟觀音娘娘說，請娘娘保佑我平平安安、健康如意長大。還要說自己叫什麼名字、住在哪裡，這樣觀音娘娘才能保佑你。」於是拉著孩子的手拈香，一大一小，孩子慢慢地跟著說，一遍一遍這樣安然。

人小的時候，夢想與被加諸的冀望也不過是如此，純粹得都讓人跟著揪心，只是要平安健康如意，不難的吧。年歲增長，才知道如意會艱難起來，而健康已成為奢求。再往前走，心思萬縷糾結，要金榜題名要事業亨通，最好還要財源廣進，最後最後，啊，希望大家平安健康。

男友載著我一路騎車從三峽到桃園觀音亭，沿途經過他的生活，聽著他一邊指著這是以前轄區，這一帶是家族群居，這裡過去一大早都會出來放交通錐，或得在這個路口站交整，還有，這是他曾經拍過的風景。

進寺前挑了包牛奶糖當貢品，下山後吃了一顆，嘴裡很甜。

吃完牛奶糖突然就很想親他，上車前我說「親一下。」他傲嬌起來，「妳說親就給親？」一臉的執拗。我想那只能強吻他了，但跳了幾下發現身高落差實在是讓人挫敗，正要放棄時他就低下頭，終於得逞。而他分明也一臉爽樣。

回程並不那麼愉快，因為一點小事吵起架。然後我想起那個孩子，要平安如意的那個孩子，就覺得一切也沒那麼艱難，也有些愧疚，我一直都是不是心裡所求純粹的人，更不是懂得體貼與陪伴的人，從來也沒學會過。

人活著最單純想平安健康，我想相處的道理亦同，追求那樣的幸福罷了。我翻出下午買的牛奶糖，跟男友說，以後我們吵架就各吃一顆牛奶糖，然後就不要吵架。

「好，而且一定要這個口味。」他說。

於是一切便不那麼艱難。

過去近四個月來，因為身邊朋友、愛人、至親的種種寬慰與包容，緩慢但真確地累積起了解決疾病的勇氣。我必須很慚愧地承認，發病後第二至第四個月間，我近乎完全放縱自己在憂鬱苦悶裡，身邊的人寬厚，並不和我計較，也從來不曾對我說過一句重話，但我不該這樣的。我並沒有盡全力去療癒自己。

有些尷尬地，我也必須說，在換到國泰看診前，我並沒有真正信服「我生病了。」這件事，我還是有所懷疑，不確定憂鬱症該不該被過度醫療化。因為看過不少心理學與憂鬱症的專著或論文，我自以為有些聰明過分，並不是百分百信服醫生那套「你生病了，需要靠藥物幫助，再加上自我鍛鍊。」

更多時候，我只是認為自己不夠強韌，不夠會控制自己，過於容易挫折，情緒太過敏感。

這次換了新藥後，對我的病情有顯著的改善，我可以很明顯地感受到藥效作用與不作用時的情緒差異。例如，同樣發生了A事件，藥效作用中時我一笑置之，根本不放心頭，是我過去的正常狀態；藥效退去後，同樣的

A事件卻能讓我崩潰一整晚，情緒變得脆弱而敏感。甚至，對事情的看待態度也會相當兩極。

我這才真的有些意識到，原來真的真的，生病了。

也不知道是不是因為長期睡眠失調，還是藥物的副作用，或是單純老了，吃新藥後，頭痛、手指發抖、四肢不協調的狀況也越趨明顯，這是醫生提醒過的可能副作用，但整體來說，藥物的正作用還是大於副作用的，再視狀況在回診時跟醫生討論用藥問題。

除了用藥，「認為自己不夠強韌，不夠會控制自己，過於容易挫折，情緒太過敏感。」這件事我想也是確實存在的，我必須得這麼想，才有辦法自我控制與鍛鍊，最後才有可能療癒與被療癒。

雖然生病的當下，無論如何也沒辦法從那個情緒中轉移注意力，如今發作時我只能一直問自己：「這樣有意義嗎？真的控制不了自己嗎？你真的想當這樣的人嗎？」聽起來對自己很殘忍，但我想以我的個性來說，多少是有幫助的。但這種方式並不是每個人都適合，更多時候如果你對憂鬱症患者如此質問，可能會讓患者更加崩潰。

雜記

兩個人去旅行，真的是件相當危險的事。倒不是因為旅伴不足、目的地艱險。不妨這樣想像：兩人旅行，就像短暫地談一場戀愛。

幸運的時候，我們能一起共賞大漠風光，日落的西海艦岩，走在夜半的敦煌古道上，大口吃肉喝酒；不幸的時候，我是每逢出國必生病的爛體質，對方便得承受疾病的干擾，再加上旅程中偶發的迷路、受騙、失物，對行程的不一致期望，體力的不一，飲食偏好的相左，哎，兩個人這樣緊密的相伴旅遊，實在是件很危險的事。

如果一個人能夠跟你兩人旅行回來，關係依舊堅固如初、甚至更加穩固，那麼這個人便是你的真愛之一了。

為什麼會說像談戀愛，其實是因為關於「想像」這件事。

無法避免地，相當容易將旅遊／愉快給劃上等號，在旅程中對於他人投射的反應，會更加地情緒敏感與焦躁，企盼更多更完整的滿足；一如在感情中因為愛情／婚家神話的想像，便將自己套入某種僵化的感情假想中，某種經典的套路因此成為了典範，開始對自我或他人產生壓迫，這一切又可能可以歸因於個體對安全與自由的恐懼及渴望。

l'enfer, c'est les autres. 註十九

註十九
l'enfer, c'est les autres
意為「他人即地獄。」出自法國的思想家、哲學家、文學家沙特(Jean-Paul Sartre)。

雜記

我一直記得那天天空的顏色，紅的是那樣蠻又那樣橫，把天地間的瑰麗都收藏在雲彩一樣，地平線上燃起一把赤紅轟轟焚城，那樣野艷的火，怵目驚心。外在相當安靜，畫面如重瓣攢成的花骨朵纖荏脆弱，輕輕碰觸都要碎落一地——那樣的紅幾刻便會通通褪去，成了海洋死去一般的灰藍。

很多事總要到了某個階段，才會開始有所反噬。過去我實在是冷淡過分，把自己迫到逼仄矮小的世界，目標為上生活為末，把家庭愛情友誼都放得很遠，只專注在自己的目標。

可能是某種反撲，心硬得太久，便開始軟了起來，也忍不住開始厭世，終於不得不開始處理那些過去刻意粉飾與遺忘的事物。

那天站在樓頂，天空一片火紅，看了很久很久，心底好多聲音，安靜不了。過去總對人說「心裡安靜就好」，現在才知道要安靜好難。怎樣學會去柔軟的包容所有傷痛，包括自己的，也包括身邊人的，把那些微小的塵埃都給包覆，修補缺口，從好低好低的地方，慢慢學習怎麼爬起，這樣才安靜的了。

人生大抵如是，反覆學習如何爬起，摔落，再次爬起。

新藥物能維持白日的日常，讓日子安穩在某條緊繃的繩索上，但同時也得用身體承載作用的痛苦。服用藥物兩週，也跟頭痛糾纏了整整兩週的日夜，即便吃悠樂丁註二十或安柏寧這類安眠藥物，睡眠也難以匯聚成型，總得在破曉後才得以讓意識懸掛在夢境。當睡眠幾要成型時，還有幻覺幻聽得征服，稍不注意便會被嚇醒，身心俱疲。這些日子能抓著睡眠的機會，便盡量讓自己休息。

夜裡會突然極度恐慌，完全克制不了那樣劇烈起伏的情緒海浪，連源頭也找不著，靠不了岸，只覺察到當下非常恐懼，恐懼得全身發抖盜汗，無論如何也無法轉移注意力。心變得負面、厭世、消極，美好的事情在我看來也變得醜惡異常，我察覺不了生活周遭的任何一點靈光與美，而這是我所珍視的，能夠體會美好事物的能力。

失語越趨嚴重，即便已經那樣努力在控制。每日每日這樣的折磨，好累，快要沒有力氣去對抗那樣龐大的陰霾，一天復一天加壓在身子上的憂鬱負重。

我幾乎沒有其他所求了。我只想能夠好好睡覺，然後得以發自內心地笑，這樣就夠了。

過去從來沒有察覺，能平靜安穩地過上一天，有多麼難得，
對於如今的我來說，又有多麼渴求。
如果可以，時光能不能回到從前？

雜記

一位很好的姐姐在我最糟的時候這麼對我說：「
Arum, all the wonderful things will never be normal.
正因為你這麼纖細敏感，所以妳有很獨特的美，
但也因為纖細敏銳讓這個世界對妳而言負重很重。
You don't need to be strong, just be yourself;
you don't need any form of cure.」

又想起學姐這麼說：「想跟你說，不要覺得因為大家跟你說加油，因為大家愛你，所以你必須好起來。我也曾經歷經好希望誰可以來救我脫出泥沼，好痛恨這樣好不起來帶給大家麻煩的自己。

明明有那麼多人愛你，明明大家都跟你說你會好，可是為什麼你就是好不起來呢？這樣的想法，也常常出現在我腦中，逼自己要假裝正常的自己，其實更痛苦……

所以我想跟你說，不要覺得你有義務好起來，傷心難過本來就是我們人的一部分，我們如何要求要開開心心地好好做個人呢？不要因為別人的愛，

而逼自己變成正常，因為心就是生病了。它需要的不是勉強，而是給它一段療傷的空間，就算這樣的你變得很討厭、很失敗，那些都沒關係，因為我們愛的，不只是微笑的你，還有傷心的、痛苦的、挫折的。

所以不要擔心帶給別人麻煩，不要著急想要快點好起來，不要急著游過來抓住生命中的稻草，讓我們這些稻草游過去抓住你吧。

我一直一直記得我們的西藏之約，如果那時候你感受得到開心了，那我們一起體會星垂平野闊，月湧大江流的瀟灑；如果你那時仍在療傷，那我們一起在浩瀚的天地下，等待輕舟已過萬重山。

我知道⋯⋯我真的知道⋯⋯因為前陣子的我也是這樣，生活一塌糊塗，活得很糟糕⋯⋯⋯可是任何人的話語都無法幫助我們，任何人的關心都讓我更沉重，我最後反而是不去想要變好這件事，而是想著就休息一下吧，就這樣下去吧，反正等心好了，生活又會回來。

我不知道要怎麼安慰你，也知道任何話都無法安慰你，可是這些難過、這活得很糟糕的自己，都是我們自我的一部分。試著去接受，就像是你愛你的家人、你的貓，就連他們敗壞的樣子都愛的那樣去愛那個壞掉的你，然後慢慢地等它休息好。

也許像我一樣一個月就好，也許你需要個半年一年，可是，重點不是時間的長短，而是能不能面對這樣醜陋的自己、這樣不堪的自己，對自己誠實，坦白地接受各種情緒。

這樣的過程中，心會慢慢變得柔軟，會慢慢地被修復，因為內在的你知道，你是被自己完整地愛著，不論外在的你是好是壞，不要怕好不了，不要急，這些都是人生的過程。很痛苦我知道，很想快點爬出來我知道，但是，正因為我們都很努力地想好仍然好不了，所以不如，勇敢地給自己的心一點時間，痛苦也好大笑也好，這些都是人生的一部分，沒事的，你的稻草隨時都會游過去。」

狀況特別差的時候，總會把這些溫暖的文字揀出來，反覆摩挲，直到自己又從中得到些能堅持下來的一些光與色彩。

雜記

「為了我繼續努力活下來」、「想想愛你的人」，是好殘忍好殘忍的一句話，這是用愛在凌遲啊。「為了誰而必須活下去」，因為不忍心見到他們難過，折磨自己留下，這樣的活並不是生，只是為了那個誰才沒去死。

在幾次真的快撐不下去的時候，想到母親得知消息崩潰的模樣，就無法繼續。在那樣劇烈極端的拉扯下，我也對三個人這樣自私地要求過：「對我說，如果我走了也沒關係，你會理解我的，好不好？」我急需一個這樣的理解，並不是尋求作為的認同，而是感情的解放：我希望你們並不要求我留下，我就不再需要去不忍心誰的放不下。

其實我還是做不到。

因為我知道當你們哭著跟我說「沒關係我能理解」的時候，比我要不自私太多太多，願意拿自己的恐懼不捨去交換我的解脫，只為了不再讓我痛苦，其實我也正在用愛折磨你們啊。

親愛的，那我又怎麼有辦法把我的解脫，建立在你們的無私之上。

我不愛自己，但真的很愛你們。有時候會很極端地希望，這些愛都消失好了，我實在很厭世了，不要再作為牽制著我的生死的存在。

但一部分的我，還沒全然壞死的、還想努力治好自己的那個我，又渴望著這樣無私的愛。雖然那部分的我可能只有一點點，卻成為充滿決定性的存在，讓我能夠依舊這樣掙扎著度過每一天，小心翼翼地把崩潰收拾好。也會不禁去想，說不定自己的死對這些人而言，其實也沒什麼放不下？

人死燈滅，時間一走，記憶就跟著淡，當你已不在生活之中，又有什麼能長久留下。可能也只是夜半的幾次唏噓，三五年的一次感嘆罷了，而為了這個而留下的自己是不是很傻。

情緒對目前的我來說已經屬於可控制的範疇，很少突然無法自拔地焦慮或憂鬱了。但失眠真的遲遲處理不了。

長期失眠真的讓人身心俱疲，這次將近整整三天沒有真正入睡，身體的反應更加劇烈。即便已經服藥，清醒的時候仍舊頭暈疼痛，膝蓋無法控制地發抖。在我必須特別專注的時候，身體突然不自覺地抽搐一下的頻率變高，腦子會一片空白，手機打字或看書到一半，手上的東西就這麼掉在地上。在人前我多半不會講出來嚇人，所以無力壓抑或承受的時候，常常只想躲回家。

這種突然抽搐一下的頻率已經高到會影響我的生活，不知道該怎麼辦。

我不知道這是不是癲癇的前兆或什麼，這幾天很緊繃，很害怕自己是不是有了癲癇。因為還沒到複診的日期，我便打電話給之前看診的診所，雖然這樣有點不好意思，但醫生恰好有空，我口頭描述了一下症狀，他要我別擔心，應該只是長期失眠跟壓力引起的自律神經失調，吃一顆國泰開給我的抗焦慮藥，應該會緩解不少。

是有用……吃完之後就會陷入睡眠，身體終於可以入眠，
但代價是起床後的頭昏噁心想吐，好像也沒有比較好。
好像每次不管怎樣解決，都會陷入一個惡性循環。

今天一直到晚上七點才吃了第一餐，不想再像屍體一樣躺在床上，
所以逼自己出門離家遠遠的，現在想到要千里迢迢回三峽，就覺得好累喔。
每天都很討厭自己。

雜記

先是搭了漫長的939公車，一路引擎運轉的低沉轟鳴轟轟轟地到市政府，大概花費了一小時，陽光很好，便不太急躁。以前在台中等公車最沒耐性，上車後塞車脾氣就躁，還希望我上車時最好所有乘客都剛好抵達目的地，下車前每站都不要停（完全沒有在尊重公車），離開家鄉後，再回去就不太介意了，蹉跎上半小時也無所謂。

不介意，好像最終是建立在某種有意識的抽離上，「因為這個環境，已跟我現在生活無太大關係噢」，所以也無所謂，橫豎影響不了什麼生活。這究竟是不是好事？不在意，從曾經的焦躁不耐萬般介意，磨到最後什麼都沒了，也就什麼都淡了，跟土地開始疏離。發現這件事的時候，就像電話那頭被猛然掛上，喀地一聲後伴隨毫無情感的高亢「嘟嘟嘟——」，正式宣告你脫斷了這裡，三峽的家門比台中來得熟悉。

什麼都留不住。

有意識的抽離是為了不讓自己過度感性與思念，曾經在這裡落下十八年的光陰。感動是要付出代價的，我能承擔嗎？如果留都留不住，那承擔就變得毫無意義。

到達市政府後，跟H走了很長很長的路，吃了從臺中來的春水堂，H說晃了一整天，我像是在找什麼似的。想要找——其實我也不知道自己要什麼。只是覺得我走過這裡，跟很多不一樣的人，突然就很想再走一遍，抓住些什麼。因為再以前的已經遺忘，往後的我無法預測，至少我的某個時代，能被擷取出來獨立在這裡。

然後就突然很想要一個擁抱，足以留住些什麼，能夠很久很久地佇立在那裡，那樣的擁抱。

雜記

這一兩年，陸續走了兩位。

那個在海島的夜晚，我們一起跪著一遍遍複誦阿彌陀經，一字一誦跪得雙腳都發疼腫痛，其實距離她走已經過了半年，所有難受內斂了沉入心海底，從來也不宣之於口，只有這樣唱誦經文時隱隱作痛著。關於死亡，無法在現實中開口，即便你好早就知道，死並非是生的對立面，而是作為生的一部分永存。

其實也不知道有沒有用，你們都是因為憂鬱離開的孩子，這樣一字一頓艱澀疏離的經文，真能渡你們嗎？能有哪些苦厄，是足以憑依著長跪渡走？

歌單裡有妳最後一首聽的歌，三個月來不敢點開。前奏響起，那樣曾經燦亮的笑靨就會在腦海明明白白地浮現，連妳那天打扮的細節都那樣清晰。

朋友深陷憂鬱之苦時，說來有點迷信又有點傻，我許過願，要是我能代替她生病那便好了，怎樣都好，實在見不得她那樣掙扎著活過每一天。

好幾次想要離開的時候，想起她們，心頭就有些發軟，我總捨不得身邊人承受我承受過的，那些關於失去與離開的告別。

希望妳們在那裡很好。如是我聞。

是人終時，心不顛倒，即得往生阿彌陀佛極樂國土。

章 三

2015.12.29

|

2016.4.20

如果能從001走到018，
那麼或許能再渡下一個十八次的厄劫。嘴上是這麼說，但心裡明白說再多也沒有用，困境是反覆迂迴的泥淖，路行到遠處，就只能緊緊抓著自己。

近期覺著大有起色，能不讓自己在錯的時間地點發作崩潰。雖然還是會焦慮不安，會躁鬱非常，會異常有壓力於與人互動對話，會害怕走近熟悉的場合，同時也害怕所有未發生的一切細節，一切都讓人那麼焦躁惶惑，以至於得花大把心力光陰，分分秒秒地來回琢磨，將瑣瑣碎碎的再切開來，才足以安撫自己於面對一件素日常事。

大多數的時日，都耗在這上頭。餘下的光景，還要再把這些不堪細心遮掩，便已經沒有力氣去多支撐些什麼。

一再地對自己說「不要害怕」，但其實我什麼都害怕，又或者說，我想我最恐懼的，還是自己，於是圍繞著自身的一切都如夢魘重重而生，再再過不了自己這關隘。

很害怕。

停不了的藥，病情的反覆，對自己失望，生活的恐懼……壞情緒是會疊加累積的，於是一件壓過一件，又一件壞過一件。很多時候，我的確毫無辦法於讓自己不要哭，讓自己開心，讓自己「好」起來。

而所謂的好，也不過就是，能有常人的心，過一個最普通不過的日常。

一如我無法輕易地要人寬心，終究只能為別人掉幾滴眼淚，或陪伴在一旁看著想著，盡力身受一樣的哀傷感同一樣的苦，如此就能多些溫柔和理解——從來不敢把誰的日子想得容易，誰都有誰的沉重。

除了這些，我也是毫無辦法使人寬心的，遑論勸慰自己。對他人尚且無法寬慰，與自己對話，又何嘗辦得到？都說人最瞭解自己，其實我的地獄，也可能就在我自身，又怎麼敢剖開來論斤秤兩細細品玩。一如死局。

雜記

人啊是一團亂。

我一向很渴求去展現一些我始終沒有的面向，苛求於並不擁有的高度，一如不放棄去擒捕飄忽的雲，雋刻它的雲卷雲舒，探問它的重量、味道與溫度。

我希望它是如此切實的，如同砂石一樣能握在拳中，無論是愛啊還是溫柔，或是我們都如此汲營的那些人生道理，期冀用它造作出一片空水澄鮮，便能仰倚在某片草原，用雙眼迎接不可直目的天光，雲影成為瞳孔印刻的濾鏡，讓眼光再漆上斑斕光華。

但這終究是不能夠的，即便我們都如此希望自己成為更好的人——向上攀爬而後摔落受創，在到達終點前忍受下來，為此一一捨去那些曾經珍重的行囊，我把大衣丟了，備糧的巧克力丟了，水壺拋下了，回頭看看自己，已經成為截然不同的面孔。

這是好是壞呢，當下的自己無法回答，而對於未來過去已不重要了。於是反覆探詢自己，刺探關於自己的秘密，卻毫無所答。

關於人生，我所無法誠實回答的那些：愛、嫉妒、自尊自卑、挫折恐懼，與諸般謊言。

但沒關係，如果可以，我希望關於那些無法被回答的問題，都不再需要被分明，是非對錯黑白正反地去分析。有些事情，超越我們所能理解的一切，正因如此，它才如此美而需要珍惜。

雜記

最近還是睡不太好，我歸咎於可能是燈太亮的緣故，但長年的習慣，實在無法一個人的時候熄燈而眠。

夜半凌晨房間散落的微光，有時候讓人不太忍心去看，好像會刺破什麼屬於深夜的小秘密，但那樣的氣氛是平和安心的，一盞銀色立式的黃燈、長長的木頭工作桌、白色木椅、衣櫃貼皮的鏡子、床上五彩球一樣圖案的鬆軟棉被、凌晨三點、一台筆電。有一次我忍不住，把鏡中的模樣拍了下來，想想幾年後會懷念此時的安心平靜吧，但因為筆電硬碟毀損，那張照片也不知所蹤了。

關於生命中很溫暖的片段，有時候記不太起來，好的壞的，總是壞的深刻得多。正如好幾次在感情裡，或困在相當痛苦的當下，都想選擇放棄，已經遺忘好的時光了……通通只剩下壞的，於是一切變得那麼難以忍受，人會殘忍起來，自私起來，醜惡起來。而我一直希望自己不是那麼自私而冷酷的人，好難好難。

緩過神來，其實那些光啊一直在腦海裡，只是忘記去爬梳，

也就發現不了那些點點星沙似的光亮，也許只有在那樣的夜晚能夠想起來，
於是關於感情的關於自我的，我們便得留下些什麼去佐證。

往前走的日子讓他們來相送吧，會努力去牽住身邊彼此的手，不墜落的。

幻覺幻聽讓人疲憊，睡不著、頭痛、抽搐，連身邊人的名字都快沒辦法從腦海裡抓住，莫名其妙一直掉眼淚，情緒起伏大到身體好難負荷。

都不知道自己剩下什麼，週三又是漫長痛苦的複診，需要一次次地驗證藥物在我腦子裡有沒有作用。我們都害怕自己的價值必須由哪個誰來斷定，每週的複診就像由醫師來宣告我還有多少剩餘價值，有救沒救，瘋沒瘋。

很討厭吃藥卻又不得不承認它有用，吞下後乖乖地、溫馴地讓它起作用，於是腦內不再有太多情緒，不再有太多想法，成了平靜的死寂，連思考都稍嫌奢侈。這就是靠藥物控制的人生，隨身要攜帶鎮靜藥物的日子。

好想回家喔。

雜記

想起國中的時候，有個剛從私立學校轉學來的女孩，因為躁鬱症或是思覺失調[註二十一]的緣故，行為與當時的群體有很大的衝突，聽人轉述，像是偷東西或打小報告、失控丟書砸人、厲聲破口咒罵同儕、陷害同學云云。那時在班上，大家都在傳言她有神經病，因為想逃避大考壓力才假裝躁鬱，才刻意這般行為。於是這女孩受到群體極大的排擠與嘲笑，好的時候，師長視而不見，壞的時候，連師長也會加入其中。

我當時是個冷漠的旁觀者。

她被逼得越來越瘋，跟同學打架，髒話滿口，卻又嬉笑可怕。

後來上了高中，聽聞她在新的學校一洗如新，是個相當「正常」，活潑且社交活躍的高中少女。「果然那時候是假裝的吧！」事後這麼傳言。

我想起來有些哆嗦，其實身邊也有因為害怕而遠離我的朋友。
但我好幸運在現在才有了憂鬱症，也好幸運是在flying V，上司會問「會不會給妳太大壓力？」在北大中文，教授會寫信來「嘉佳最近還好嗎？」

「嘉佳要多吃魚油。」「妳想躲起來的時候，老師的辦公室每個禮拜四都可以讓你用。」同學會提醒我每則作業、考試別忘了，在我不敢上課的時候陪我到課堂坐下，「這堂老師上課很輕鬆，放輕鬆。」男友在我暴怒或哀傷的時候，永遠不會忘記給我擁抱，從來沒責怪過我對他的總總傷害。我幾乎好少一個人看醫生，朋友總願意浪費上好幾個小時，陪我呆滯在令人難受的診間。

每個人都在想辦法幫我，看見你們的無力，我很心疼。
我會一直不停地寫下去。

那個寫出《醜小鴨》和《冰雪女王》的安徒生，
有《惡之花》的法國最偉大的詩人波特萊爾，我們都知道的張國榮，
Robin Williams，為世界文學做了偉大貢獻的狄更斯
寫出「那是最美好的時代，那是最黑暗的時代」
(It was the best of times. It was the worst of times)。

雪尼・卡頓[註二十二] 上斷頭台之前說的：
「我現在已做的遠比我所做過的一切都美好；
我將獲得的休息遠比我所知道的一切都甜蜜。」

(It is a far, far better thing that I do, than I have ever done; it is a far, far better rest that I go to than I have ever known.)

女孩想必是好了吧，我與她不相熟，但不要害怕，妳也會幸福的，環境會更好的，這些在憂鬱下痛苦掙扎著卻記錄著創作著的前輩，都一字一句在為妳平反，寫出妳的痛苦喜樂與幻想。

近期狀況太差，在台中到了中國醫藥學院臨時看診，陳醫生相當細心，幾乎花了近一個小時的時間與我詳談，從我出生至今的一切。我一邊哭一邊闡述我的那些晦暗，他說或許我是躁鬱症，之前用藥錯了，才總好不了；他抽了我四管血，要到癌症中心複診再驗驗我是不是紅斑性狼瘡引起的精神疾病。不太知道自己該面對什麼，總之很累。

在診間外，隔壁是兒童精神診間，我不知道候診名單上的孩子，有多少是因為過動症而來。但想起幸佳慧與佳燕醫生，我在診間外輕聲唸了一遍她的文章※，不知道有沒有家長聽到。希望這些孩子，不要因為大人的卸責或怠惰，而吃下一種又一種不知名的藥物，從活潑特別成了呆滯安靜的孩子，你們都可以是長襪皮皮，可以是調皮的湯姆。

我們必須一直講一直寫，不然無法從這個蛹裡解脫，
有好多溫柔、哀傷跟希望。最後不要忘記愛。

※引自作者幸佳慧

消息從電腦訊息傳來，我全身哆嗦，刷下兩行淚……
如果，有個男人，因為妻子在公開場合讓其他人許多人知道他們有個孩子
是過動兒，因此就把孩子的媽媽揍得鼻青臉腫滿身傷，限制她恐嚇她……

你說那是誰的錯？男人的錯？

當然，他有刑法罪責。罪有應得，我會這麼說。
但孕育這父親的兇手呢？不是這社會造就如此風氣，
讓這位父親認為過動兒（或特殊兒）是個病態、缺陷與恥辱，才出手的嗎？
是醫生的說法、老師的態度、鄰居親戚朋友路人你我的眼光，成就了
這些理由，使他舉起憤怒的拳頭向整個社會反擊過去，卻硬生生地落在
孩子母親瘦弱的肉骨上。而那個黑幫主腦，某個抓不到卻到處都是的東西，
卻始終逍遙法外。

過去是這樣的嗎？二十年、五十年、一百年前是這樣的嗎？

那個從小就搗蛋惹麻煩，長大後去美國西部當牛仔，去非洲、亞馬遜河探險帶回千萬種動物標本的泰迪，紀錄片裡的歷史學家說：「泰迪如果活在今日，肯定是過動兒，老是精力充沛，嘴巴沒停過。」一百多年前的過動兒，是當了美國八年總統的老羅斯福，留下龐大的遺產給美國自然歷史博物館與美國後代。

那個上課老是做白日夢，跳窗蹺課去爬樹、游泳、釣魚、冒險、沒有一天不闖禍的湯姆，把懲罰的勞動變成行動藝術，讓全村小孩都樂於幫他完成一大片圍籬的油漆。一百多年前的過動兒，是馬克吐溫的童年縮影，是美國最受歡迎小說的靈魂人物，是海明威口中「美國文學誕生時刻」的推手。

那個滿臉雀斑的紅髮女孩，煎餅能把蛋黃當髮油，把廚房當遊戲場玩腳不落地。拖地則把刷子當鞋穿，把客廳變成溜水場。學校對她來說太無趣，她騎馬揚長而去，有她在的地方永遠混亂，一身補釘衣服無時不爬樹爬屋頂，還把警察當球丟。一百年前的過動兒，是瑞典國寶作家林格倫的化身，是歐洲人的英雄長襪皮皮。

一百多年後，泰迪、湯姆、皮皮的後代到哪去了？

我們收到許多消息，他們吃了不明物體，從此聽話坐好寫字，
睡不好、沒笑容、兩眼呆滯。
你看見他們了嗎？
如果可以，我們很想找他們，送他們回到一百年前……

註二十一

思覺失調

舊稱「精神分裂症」。患者因生活壓力而促發腦內多巴胺系統功能之亢奮，引發妄想、幻聽之精神病性症狀，生活功能如自我照顧、人際互動、因應能力有嚴重受損的情形。我國衛福部於 2014 年更名為「思覺失調症」，以減少疾病引發的誤解，增加患者回診與治療動機。

註二十二

雪尼・卡頓（Sydney Carton）

世界經典名著《雙城記》中愛慕露西・曼奈特的律師。為了拯救露西的心上人查爾斯・丹尼，寧願自我犧牲，他買通獄卒潛入監獄，最後被處死。

雜記

大學搬過兩次家，第一次搬的時候沒什麼經驗，
面對一屋子像被轟炸過的雜物堆，不知道能從哪裡開始下刀整頓。
茫然地看了房間幾天，還是決定臉皮這種東西，在搬家這種人生史上最大遷徙面前，實在是微不足道。我厚著臉皮打電話給N，
能不能來幫我搬家啊？對，連東西都還沒收哈哈哈。我忝不知恥地說。

沒有遲疑地，N一口答應，我警告她東西真的很多，
要有心理準備不准陣前叛變。搬家當天N打電話通知我她到門口了，
我門一開，看見N跟她的家人站在房門口。

當下我的表情：(⊙д⊙)？
她的表情：(*´∀`*)！

是的，N的家人剛好也來三峽，她把家人一併帶來，一起幫忙我搬家。
N的姊姊熱心地幫我整理行李，把雜亂無章的筆記一張一張疊好分類，
衣褲裙襪一一捲好，易碎物品用廢紙裹上，一箱箱地堆放完後，

甚至還貼心地在每個紙箱上標注「鞋」、「書」、「衣服（冬）」，效率實在驚人，生活能力傷殘如我幾乎只需要站在原地，決定物品去留說Yes or No，把忝不知恥以及路障的精神發揮到最高境界。

之後一起吃過飯，N跟她的家人都相當熱情，他們是那種，如果想要，就能真心為你好的真誠。

母親和姊姊是N最常提起的人，但我幾乎沒聽N提起過她的父親。偶爾的幾次一提就紅了眼，大約也看得出端倪，心下有些了然，於是我也沒多提，從來不問。

兩三年後，有天下午我們在陽台聽音樂喝酒，她一邊說著自己的事，一路走過的經驗聽來安慰了我許多。她總是能夠一臉沒什麼大不了的模樣，接著悉心地撫慰人。即使平時她就只是個熱心大傻妞，在需要的時候又會成熟得不可思議。

那天在陽台，她突然問我知不知道她父親的事？我沈默了一下才說：「……大概有猜到。」不知道為什麼有些愧疚，有種偷窺了別人私事的心虛。

她神情淡淡，「他在我高中的時候過世。」父親驟逝，經濟支柱崩潰，原本穩固的家庭結構瓦解，好像有個圓缺了一角，有什麼從那其中一直溜走，家人間拉扯的張力平衡驟變，從此再也填不上。

在已經懂得人事後，再去面對至親離世，我不知道她怎麼克服那樣的死別的。高中，那是已經曉得死別意義的年紀。從前她提起父親，都是紅著眼哽咽不再說下去，兩三年後的她，已經可以這樣平靜無波地提起。這幾年她除了父親離世，同時也經歷了許多艱難至極的關隘，人怎麼能同時承受這麼多？

忍不住握了她的手一下，「我覺得妳真的很了不起。」

還能生成如此溫暖知事的模樣。

「我只是提早了時間，面對這些事。」她說。

前幾日和友人偶然聊到生死，她說生即死，死亦活，the second coming，每一秒的我們也在死去，然後重生，然後死去。
每個當下不斷地死去，才造就此刻的自己，又有什麼是真正完全死去，
有什麼是真正活著。生生滅滅，然後不息。

精神科用藥所產生的副作用，會因為患者的體質各有不同反應，因此在用藥上，通常需要進行長時間的觀察、換藥、適應。除非是短效性的急用藥物，長期定時服用的抗憂鬱藥物作用期通常在兩週以上（或更長），期間需要忍受副作用帶來的種種不適，諸如嘔吐、噁心、頭暈、抽搐，思覺遲鈍、記憶力衰退，甚至是幻覺幻聽或四肢不協調。但一個月身體適應副作用後，可能又會發現此款藥物對病情沒有太大幫助，只好再次換藥，重新來一次適應的過程。

更替新藥物除了副作用的適應外，同時還有舊藥物的戒斷反應會出現，失眠、癲癇、頭痛、極度焦躁低落……等等，當然這些醫生會協助患者調整狀態。同時需要適應的藥物可能並不只有一種，如我目前一天需要服用的藥物是四顆，這四顆在這半年內都在增增減減換換停停，因此將適應期拉得很長，有時候同時得磨合兩、三種新藥物，對身心是個很大的折磨。我前天換的新藥，因為是第一次服用，安眠效果讓我整整深眠了16小時，錯過了很多事，更別提有些藥物會引起自殺衝動，雖然藥商一直對此多有反駁。

如我之前使用的藥物威克倦[註二十三]，就讓我產生了癲癇反應，是此藥物高劑量使用下著名的副作用之一；我服用的安眠藥Stilnox[註二十四]，也讓我產生幻覺與幻聽，同樣亦是此藥聲名遠播的副作用（可以google，很多案例滿精彩的）。這其實說來滿矛盾的，因為身心已經痛苦，才需要藥物治療，但藥物雖然能讓患者維持部分正常機能運作，副作用卻往往會使患者更痛苦。這也難怪精神用藥在這幾年，常常被稱之為「藥廠的超級搖錢樹」，認為精神科用藥根本是一場藥商與醫界聯手創造的世紀騙局。

而心理諮商跟精神科門診其實是兩回事，台灣的精神科門診主要是靠藥物治療病情，想想醫生一個夜診時段可能三、四十位病人，多半就是詢問用藥期間的身心反應、近期情緒狀況、壓力來源是否有改善等等，再進行藥物調整。而心理諮商的費用，除去優免、校園諮商中心、政府合作推廣的防自殺諮商診所，心理諮商費用通常頗高昂，一般診所大概在1500元/50分鐘以上，名醫則可能到3000至5000元，甚至更高，對於一般收入者而言，其實頗難負荷。

像我頻繁回診的期間，一個月醫藥費大概是2400至2800元區間，還算足以負擔的程度（如果沒生病可以拿這些錢去吃大餐欸），但加上回診耗費的心力時間、憂鬱當下還要努力提起回診的動力，其實是個相當高程度的折磨。

遇到適合自己的精神科醫師也是個挑戰，往往許多患者前往就診後，反而因為與醫師的互動不良，造成更深的傷害，甚至從此反感、抗拒醫療行為。如我目前已經換了三位精神科醫師，至今還沒有找到能夠長期合作的對象。

所以對患者來說，當下最有幫助的，其實還是來自親友的扶持。這學期真的很謝謝所有一直照顧我課業與生活的人，你們真的是我的小觀音s。

昨天第一次和父母誠實坦白我的狀況，媽媽很溫柔地安慰我很久，問我要不要休學回家好好養病，她會陪我好好走下去；爸爸傳了訊息過來，說無論如何我都是他們跟姊姊的寶貝，這對於一向寡於表達感情的父親，也是一大突破吧。

註二十三
威克倦
Wellbutrin，憂鬱症藥物。

註二十四
Stilnox
中譯「使蒂諾斯」，失眠症藥物。

雜記

小花是這隻猴子的名字。

他是隻軟絨絨的猴子娃娃，臉扁平扁平的，眼睛漆黑圓滾滾，嘴巴像小熊玩偶一樣是個工字型的小小微笑。淺卡其色的毛色，只有臉部那塊，是杏色的一圈兒，框著討喜的臉。

我站在櫥窗前看了它很久，但我知道爸媽並不是會任我買玩具的個性，也沒吵著說要，就是看了很久。

隔天就在媽媽的綠色小駕車裡，看見小花坐在副駕駛座上。即便我什麼也沒說，那樣盼望眷戀的眼神，終究是愛我的人看見了。

有一陣子，小花成為我高中班上座位的椅墊，後來成了我在台中的枕頭。我很愛它，因為我愛的人從櫥窗帶回了它。

雜記

好像愛就必須像大正一樣無私，宜農一樣勇敢，才值得被肯定與讚頌。他們的確相當了不起，但我對於急著為他們註解「這才是真愛」的種種話語，也相當疑惑。

愛有許多種樣貌，可以是無私的，也可以相當自我；可以是超脫佔有的，也能獨佔慾猛烈；可以僅僅是肉體的，而非深入靈魂的；愛可以使人勇敢可以使人懦弱。你我周遭大多也是這樣平凡而又複雜，有著多面性的愛，這甚至不是對立二元的存在，愛能夠同時既無私又自私，既獨佔又渴望於在這樣痛苦間超脫。矛盾拉扯之下，正是愛的諸般美好與傷疤，種種關於愛的故事正從這裡舒卷開來。

不是只有那樣的愛，才是真愛。沒關係的，自私的愛也是可以的，怯懦的愛也是可以的。在不同的關係間，你的自私可能是糖果，無私卻可能是對方的毒藥。關鍵只在於：這樣的愛，你們彼此要不要。關係間的千萬種複雜性，並不容易用任何典範去框架它，為之定義真假。

大家都愛「超脫」這個詞，

不斷地在這個故事間描述他們如何深入靈魂，超脫典型婚家樣貌，超脫肉體，超脫佔有。

我倒覺得如果真超脫了，也就不需要愛了。如此肯定「超脫」的同時，正表現了我們還在企求對於愛情的寄託，因為我們是如此掙扎於愛，渴望能治癒自己的傷痕，有寂寞需要被填滿，才仰望著解脫。

為什麼我們就不能夠相信，我們所擁有的那樣平凡的愛，也能夠是真愛？

2016/1/31

我應該會榮登史上最蠢OD患者。醫生說我最近記憶錯亂跟幻覺的狀況越來越嚴重，兩者交織，分不清自己在哪裡。

有些事發生當下我以為是幻覺，而幻覺卻以為它正在真實發生。又或是錯亂的記憶，是把拔問我要不要吃饅頭，還是我吵著要吃饅頭……大家都說是前者，我記憶裡卻是後者；我恍惚以為我跟誰說過了話，其實卻沒有；與男友真實地爭執，我以為在夢中。我忘記自己已經吃過安眠藥，把營養品跟管制藥物弄混，不小心吃了三倍藥量。

這些生活小事的錯亂與錯覺疊加起來，不太清楚自己站在世界哪個地方，好害怕。但男友說「別擔心，我會一直陪在你身邊。」我覺得好對不起他。我無法成為他的後盾，只能作為負荷。

但我還是相信有些奇蹟，是人性光華，是愛欲花火，是摯友能容，是一朵玫瑰從沙漠裡那樣蔓蔓生長出來，於是你知道荒漠有水，這就是魔法是奇蹟，有一個可以給予任何人、絕對地任何人完全的撫慰的東西存在。它就在那裡，每個人都有蔓蔓野玫，把這個溫柔許給受苦的人，我們都能夠輕暖安寧地療傷、休息、治癒、安穩地睡一覺，等待旭日。

雜記

昨天晚上H打來電話，問我房間的工作桌在哪買的，我說ＩＫＥＡ啊，
新鮮人的居家勝地，琳琅陳列的展示間和自助餐廳，在某段時期很吸引我的
目光，那時候三天兩頭就會更替添補房裡的傢俱，變動擺設，把房間
當作ＩＫＥＡ展示間系統化經營。接著把舊物丟上二手拍賣，
展覽結束大出清，折點現稍微彌補浪費金錢的心虛。

那時候雖然不是特別開心，但的確
是在好好地過日子，會細細琢磨生活的精緻，會挖掘每日的樂子，好好地吃
好好地睡，有什麼壓在心上的事，和朋友苦主們抱怨完睡個覺也就算了。

那時候日子明亮柔軟得不可思議，我在學勤路上一路往下走，
在冬天難得有陽光的時候，心情太雀躍忍不住走了好遠，要找一間花店。
那時候特別喜歡鮮綠的球形菊，少女的小小幻想是，要是能在房間擺個
透亮的玻璃花斛，插上兩三支青綠的球菊，放一點點清水，肯定好看。

但我終究沒有找到綠色的球形菊。

養貓之後，為了配合貓的習性，房間慣常放的花和灰地毯就收了起來，擺飾也默默丟進了抽屜。房裡越來越素，時間一久想佈置的心情也就褪色了，跟靜靜躺在角落的灰色地毯一樣，緩緩累積著抵達的塵，沒有光。

有些習慣和偏愛慢慢淡去後，生活好像也就素了起來。開始像活在玻璃瓶子裡，明明我看得到外頭，卻被困在裡頭，一直在滾動撞得很痛很痛，無論如何也打不破。

時光用這個模樣，一路滾到了二〇一六。

去年一年來，最讓我感到不捨的，其實是身邊陪著我走過憂鬱長路的你們。我既不捨又為你們驕傲，不捨你們因為愛而得承受來自我的折磨，驕傲於你們是如此溫柔而不擁有俗世目光。我想你們都有一雙玫瑰色的雙眼，這樣的強大會不斷凝聚，溫柔最終影響的除了我，也必定會改變與感召身邊的人，擴散到乃至整個社會。

有你們真好，讓我相信某個陽光燦爛的下午，我終究會找到蒼翠的球菊，會打破囹圄的玻璃瓶。

我希望我永遠像現在一樣有時間寫寫字，
給身邊每個人一段在這個年歲銘心的故事，記錄這個大時代下渺小的，
渺小的
不可思議的這些微光。
無論如何，忘記對自己的感受誠實，那都是最悲哀的事。

雜記

如果年分可以折疊，我希望
把二〇一六拆折成兩半，一半好的，另一邊，全是壞的；
餘下那些不美好痛苦難堪，通通壓縮在我的資料夾，加密，隱藏。

在鐵路上一直往南走不回頭，上車前友人說「回家，就能任性了，
對你會有幫助的。」我笑笑，其實已經任性到對不起太多人，男友、姐姐、
父母、摯友、師長、同學，實在是消耗了太多太多的愛，以致於我多麼希望，
你們所有的不幸與不被愛的，都留給我，由我幫你們慢慢吞噬。

水裡的世界很安靜，湯池裡加了花，
有玫瑰的低語。

把頭浸在水中的世界很寧靜，只有水汨汨滑流的聲音，一波緩緩一波。
很適合好好想些事情，關於未來的，不被喜愛的，虧欠的愧疚的，
總要一一還清這些愛。

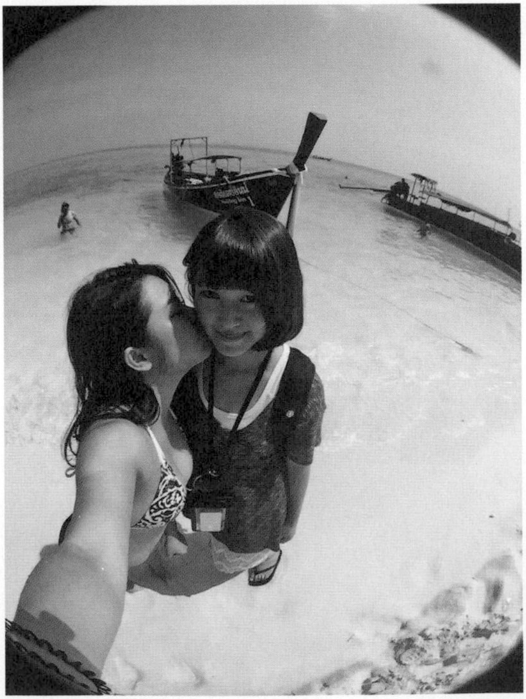

2016/2/1　記錄 023

昨晚是近幾個月以來，少數沒有吃安眠藥就能安眠的夜晚，十點就摘了隱形眼鏡，翻了翻床邊放著的詩集入睡了。凌晨三點七七來敲門，用爪子抓抓門板喵了幾聲示意牠想進來。我剛好醒了，裹著棉被替牠開了門，晚上七七看到有人醒著就開心，蹭蹭跳跳想要我陪牠玩。但我太累了，摸摸牠安撫幾下就又躺回床上，卻怎麼也睡不著了。

七七也不知道又窩縮去哪個秘密基地了。

早上七點又入了夢，多夢易倦。

可能因為只吃了Prozac[註二十五]，沒有一併吃助眠放鬆跟抗癲癇的其他三顆藥，今天頭痛劇烈，因為藥性相斥，不能服用止痛藥物，經痛又恰好跟著來，台中今日多雨，到了下午也沮喪起來。

自己還遠遠成為不了心目中那樣溫柔的人，總覺得對待身邊誰都是不夠好的，每件事都是做不好的；又覺得大家也都有著好多難過與陳傷，想到這個

又忍不住跟著難受起來。要療癒無論是自己還是他人都太艱鉅，
無憂多麼難，不扭曲多麼難。
媽說我逼自己太緊，我也知道呢其實，好多人在耳邊說過這句話的聲音響起，
但就是無法擺脫這樣的惱人思想模式。很疲倦，愛與不愛，
原諒與否之間平衡不了，身心失重。
都是關於愛哎。

註二十五
Prozac
中譯「百憂解」，
憂鬱症藥物。

雜記

1

經過寵物醫院，想到有次帶七七去診所除蟲滴藥，獸醫是個體態豐腴，一團和和氣氣的女孩。剛巧有位婦人帶著她的大丹犬來住院，獸醫問她狗狗會不會防衛心強、攻擊性烈，如果會的話，助理會特別小心些不刺激到牠。婦女笑得驕傲：「我家寶貝齁很會看人，牠只會攻擊那些穿著落魄、邋遢的人，像是我們家菲傭啊、遊民這些。牠齁，很會分辨啦。妳不要邋遢難看，牠就不會咬人。」

2

過年期間全家要過夜型出遊很長一段時間，七七成了孤兒，飯店並不能帶寵物進入，而旅行也實在不適合帶著牠。七七一直以來都是我們的家人，可詢問貓宿舍有沒有空位時，得這麼說「一隻兩歲已結紮除蟲公貓，春節期間還有空位嗎？」七七成了「一隻兩歲已結紮除蟲公貓」，突然變得好陌生。環境好的貓宿舍都沒有了空位，靈機一動，想到在三峽有養貓經驗的朋友，朋友聲稱他是七粉，因此大方地讓七七進駐他房間長達九天，簡直好人好事榜，我以選舉期間一種謝票的姿態「太好了七七有家了」讚嘆大德。

雜記

1

剛過年期間陪家裡小朋友又看了一次小王子的電影，想起玫瑰和狐狸，就覺得是好哀傷的故事。「我們恐懼的從來不是長大，而是遺忘。」可是記起了又能如何呢，千萬分秒光陰間，三千大千世界裡，我們如何再與玫瑰相遇一次，再在麥田裡和狐狸馴養彼此。這些終究過去了，怎麼才能再有當時望向玫瑰花蕊的心神？

2

七七離開台中九天，回家後特別黏人，在頭髮還濕溽的時候牠蜷縮在我腿上，暖暖黃黃的一團，像個發熱的小月亮。想起身吹頭髮，卻捨不得打斷這樣的寧馨。

而美好之外不得不面對的事實是，我腳麻了，因為這隻貓重達五公斤。

3

姐昨天很嚴肅地看著我說：「妹，妳實在是不能胖半點。」

「因為，一胖肚子就比胸大了。」

過年期間，還是不要妄動殺念，善哉善哉。

聽到身邊友人似乎患上憂鬱症，很心疼。

對於一個月可能要跑四次精神科的我來說，我想說不要害怕，每次看診都大排長龍，常常ㄑ去ㄉ得等上兩三個小時，但也因此感到有一些些的安心跟難過。難過的是，這裡有這麼多憂傷；雖然這麼想有點壞，安心的，則是有許多人跟你站在一起呢，大家可以不要這麼愛生病嗎。

前天回診的時候，看到別科的醫生穿著醫生袍也進了精神科診間，出來時拿著藥單，跟診的助理也NPC式地跟醫生說了一次拿藥批價流程。聽他們對話，似乎醫生還要趕回去上工的樣子，心裡就覺得好辛苦，一邊自己在承受病痛，一邊卻還在撐著醫治救人。

生活很難，大家都不容易。

我們大概是心裡有太多的雜亂，以致於無法好好敘述自己的故事，閉口不說的那些，都是最真最痛的。當世界寂靜下來以後，所有的夢魘都會在你孤身時襲來，用病痛、用焦慮、用眼淚、用沮喪，千萬張面像在鏡中，每一張臉都是你，又不像你，一次次看見自己最悲哀的姿態。

但是我也一路走來了，從記錄001到024，從最卑微的姿態慢慢站了起來，而且莫名成了精神科藥物專家，果然久病成良醫，古人說的話有時候還是要相信。

就算是未萌不見陽光的小草呀，也會奮力破土萌芽而出的。世界不會丟下你，我們都會在這裡陪你，直到青青野草也蔓成一片草原。

到那時候，我們可以彼此嘲笑自己過去的糗狀，可以大步高歌前進夢想，一切會發生的，就是這麼堅信著才能走到如今。男友說：

「只要你有想好起來的慾望，就足夠了。」

這句話也送給沮喪焦慮的你，記得不要太努力好起來，記得不要放棄，最後最後，記得不要忘記，有人愛你。

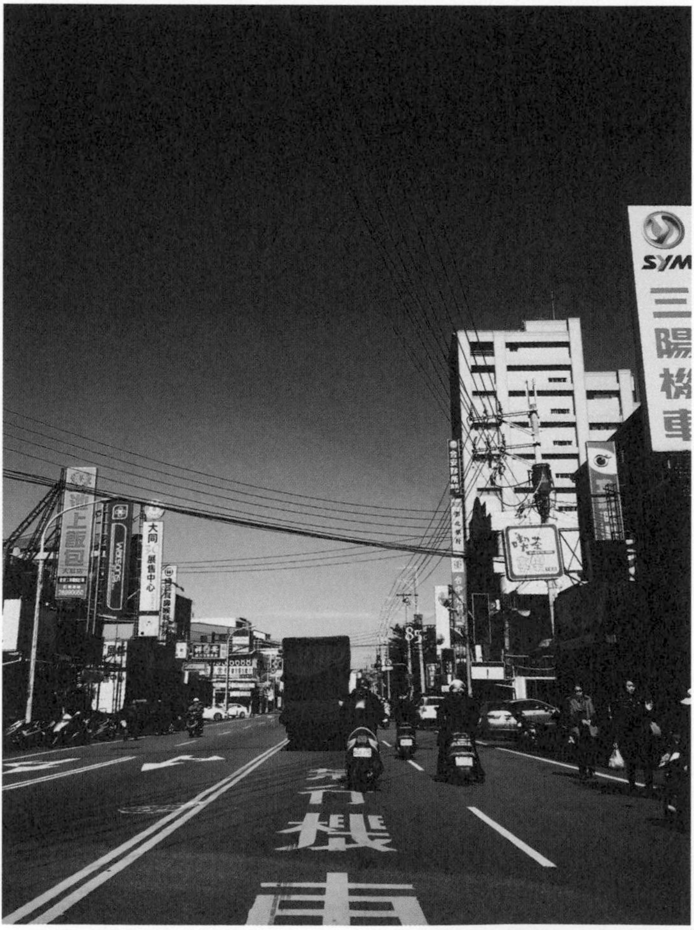
SYM
三陽
大同
展售中心
機車

雜記

【讀一種人生，心得，或是紀錄】

長途旅行慢慢搖搖晃晃到南北，無論是海的哪一端，遙遙陌路一個人從月台頭走到月台尾，跟著「捷運>>」「公車站>>」的指示牌，被運輸到一個又一個運輸站。

天已經黑了，手中剛買的熱拿鐵溫度正積極性地消散褪去，像是把手中緊扣的那唯一、有可能與世界聯繫的手機，也暗掉了燈光，跳出連接電源提示畫面。

世界寂靜了下來，人寂寞了起來。

就像半夜起床，赤足踏著冰寒的磁磚，影子跟著獨身亦步亦趨，一個人倒一熱水的玻璃杯，才走到半路就涼成了掌心的溫度，世界冷得只剩下影子。如果外頭有雨雪，可能就不那麼清冷一些，至少還有聲音，動態得淅淅瀝瀝。

真的不行的話，打開電視電腦放出聲響，隨便選上一個節目，讓它隨著未知的播放清單往下走。一如行走在月台上那般。

懂得人都寂寞。有人懂了，也就不寂寞了。

2016/3/10

這些日子以來，狀況已趨穩定近一個月了。

葉醫生一方面把百憂解藥量往上提，一方面安眠藥建議我自主戒斷。但我想我對藥物的依賴已經有些可怕，一日忘記用藥就會讓我整日不安惶惶，但事實上藥的作用並不會少吃一天就突然停斷。縱使知道是心理作用——得的就是憂鬱症，也很難釐清生理還心理了——還是不敢少吃一顆藥。每天固定的睡前六顆，讓生活至少是穩定的。

好像緩緩水流，順遂而平緩的日子趨前，可是如鏡水紋下的波濤卻是洶湧，有個力量一直在把我往下拉，在我耳邊竊竊私語「你會掉下去。」、「你會掉下去的。」從前會用眼淚和情緒來發洩這一切，近來卻連眼淚也很少流，反而化為一種深深、深深的空洞，佈滿荊棘的、沒有圍欄的洞，可是卻還是赤足踩著往下走，咬緊牙根的，流血化膿了也哭不出來的那種痛。

我不知道該如何去緩解這種不安——隨時會再次掉下去的預感。

我知道身邊的人都很努力地握住我的手，讓我不在荊棘窟裡扎得滿身是傷，可是我就是沒辦法化解那濃而深的、一團聚在洞底的焦慮與驚慌，心力交瘁，但還是不斷地找事情讓自己看起來充實而愉快，事實上裡面是個只有破舊棉絮的娃娃，既媚俗而又厭世的活在這塊沈浮島嶼。

我不知道什麼時候又會墜落，什麼時候才能再次爬起，我連我的憂愁來源都說不清，又該怎麼控制自己？

極端的自我否定和厭棄，白長到二十一歲，一事無成。

3/15晚上要到醫院聽紅斑性狼瘡的檢驗報告，希望我不是潛伏未發的那類人。希望結果是好的。

雜記

我喜歡散步，尤其在有陽光的日子。我可以慢慢走過校園四圈，經過七十九盞路燈，二十三個路口，一百零六個人從我身邊經過。然後打開通訊錄，找最知心的摯友或愛人，喝上一杯現沖的大吉嶺鮮奶茶。

能散步的日子很好，那代表還有著動力逃出幻覺，去體驗這個真實世界，聲音、風、陽光，和踏足土地上的每一步重力。

我現在沒有這麼愛散步了。心裡太亂，與其說活著不如說在等待死亡，甚至默默期待意外發生，無預警無理由的意外，這樣最不傷大家感情。

我跟Y提到我希望我的喪禮像wedding party，大家開開心心的來喝酒，吃candy bar，共同緬懷我可能留下的什麼美好，然後愉快而內心盈滿柔軟地離開。

「可不可以先不要談這個？」她說。

即便我很痛苦，但跟別人坦承這種心理還是感覺挺可怕的，如果可以也想在不傷害任何人感情的情況下離開，但那是沒辦法的。
在這個世界，沒有這個解方。

吃了八個月的安眠藥跟抗憂鬱藥物以來，每天晚上睡前的七顆藥讓腦子開始變得鈍鈍的，也不知道是不是原來就挺鈍的。

之前難受的時候，可以透過大哭、大叫、甚至打自己來解決這些情緒，可是現在因為抗憂鬱藥物的加強，我發現我的腦子悲傷不起來，可是心裡卻很重，有什麼很重的東西壓在那頭，悲傷無以名狀，也無法抒發，只能死死地壓在那頭。

最近很少哭，連眼淚都不太流，想要得到一些安慰，又不知道該從哪裡得到安慰，而哪些安慰又是對我有幫助的。那種身心分離，心裡明明很苦，頭腦卻無法跟著感覺，想把身體撕裂成兩半，有時候都會懷疑自己是不是分裂了，才會這樣一直在如此的地獄裡循環，我不知道長期用藥到底是不是好事，但它的確解決我失眠的問題，也解決了我每晚會莫名哭泣的問題，可是藥物終究沒辦法治癒非物理的傷口，非生理的傷口。

總覺得身體在漸漸好起來，心和腦子卻在慢慢死去，大多數的時候我都沒有什麼力氣，只想癱在床上，沒有動力，也找不到什麼可以讓我開心的事情，愉快是短暫的，可哀傷卻是悠長的，我常白天一醒來，就想要再吃下五顆安眠藥，直接再把這一天睡過去，一天一天地睡過去，不想醒來，可是我知道不行，好多次都有這樣的念頭，最後還是壓抑下來了，因為不敢讓愛我的人難過，靈魂被分開了，身體和靈魂被切割開來。

但我覺得不要怕，寫下這些其實是為了讓大家知道，有人比你痛苦，或者是有人正在跟你一起受苦，但是我還是可以好好地活下去，並且用各種方式去抒發我的情緒。

我希望這可以帶給人的是一種比較溫暖的力量，在憂鬱症的整個過程下來，其實整個人會變得非常柔軟，會變得很溫柔，雖然很容易受傷，可是卻得以變成一個很好的人，變成一個我所期待的人。

所以有時我覺得或許這是一個禮物，憂傷會使人溫柔，然後溫柔會使你能體會別人的痛苦，我覺得這大概是人生最大的禮物。

雖然憂鬱症在我筆下常常變得很浪漫，因為我常常提到，它多少使人變得溫柔，你變得更能去同感別人的苦痛，sometimes 你會因此成為一個很好很好的人，很溫柔，有很多對別人的愛。所以上次我開玩笑說憂鬱症是個禮物，讓我變得更好，也算對一半吧。

但真實的狀況是，我每天得花極大的力氣與時間才有辦法去執行一件事，可能是跟人對話、可能是出門、可能是得面對些什麼；大多數的時間我都在與自己對抗，我沒有自殘的慾望，我只是不想醒來，很想每天每天的睡過去，因此我得忍住不拿刀刺動脈、不在浴室花灑上吊、不從頂樓跳下去，嚴謹地控制自己的一言一行，讓自己看起來好好的。

不讓人操心。

從記錄001到現在已經224天，我做了整整224天的憂鬱症紀實，期間滿多人unfriend我，可能這樣的記錄看來令人傷心。我不知道這兩百多天我是怎麼走過去的，日子起起伏伏，時好時壞，上週開始又狠狠掉了下來，怎麼辦？我一直問自己怎麼辦？還能怎麼辦？除了躺在床上吃藥努力讓自己一直睡、不去傷害自己生命以外，我還能怎麼辦？

憂鬱症一點也不浪漫。它沒有來由，沒有確切病因，
只能靠每天每天的七顆藥去控制。這樣算下來，兩百多天我也吃了
幾千顆藥了吧，藥物可能讓我失去了些什麼，但至少讓我活了下來。

雖然多數時候我並不知道，活著是為了什麼。
我好像只能努力扮演一個不要讓身邊人操心的人。

雜記

關於精神病患強制送醫。

對精神疾病的污名化與標籤化，到什麼時候才能停止呢？

我不生氣。一直以來我都試圖透過長期敘述我的故事，表達精神病患的內在掙扎與外在環境的矛盾，還有很多很多關於身邊人的愛與溫柔，或攻擊傷害，這些東西如何影響精神病患的抉擇，在每條往下走的路上，會選擇哪條歧路或正途（所謂社會的正途）。

我一直想很溫柔地訴說，精神疾病並不可怕。

我是個患者，我坦在陽光下地承認，我不害怕。但是這個社會的污名化跟標籤化沒有結束，無論我用多少溫柔去抵抗，還是滿身是傷。而我身邊的人有因此受傷嗎？有的，因為愛我，他們的心疼，這就是我帶給他們的傷害。

請嘗試著去理解，每個失意或精神異常的人們，背後可能都有許多許多的故事，而這些故事，往往都跟人性、社會、善良、靈魂與掙扎相關。我們怎麼能去漠視跟我們一樣思考著的、活生生的靈魂——只因為它冠上了精神病的標籤？如果，如果我的溫柔還不足以打動你，你仍舊認為精神病患是危險份子，你認為你比我理智、比我善良、比我堅強、比我溫柔，那麼，那麼我無話可說。

沒有誰能被簡單地分類，精神病患亦是，你也是。

就繼續你的漠視，繼續你的歧視，等到有一天你或許失意，才會發現這個社會有多可怕，自己曾經有多可怕。

不知道該怎麼辦。自殺念頭強烈，強烈到無法控制，手抖到沒有力氣把刀刺進動脈才不得不放棄。昨晚發病，又帶給了身邊的人麻煩，每次每次這樣的輪迴，好想能暫時停止一下，讓我舒緩地喘口氣，不用整個心那麼的虛無跟痛，那麼的麻木跟想解脫。

有時候發現沒有人可以求助，求助又會帶給別人困擾，沒有人的愛可以經得起無限消磨不是嗎。我覺得好累好累，每天每天的倦怠無力，消極厭世，討厭自己討厭所有東西，活在一個濃重的不祥的預感之下，有什麼壞事要發生。恐慌有時發作、沒辦法呼吸、手會抖、視線模糊；低潮的時候不停掉淚，陷入好深好深的深海底的漩渦。

她說「生路。」我說「沒有生路。」

發病就是這樣的突然與古怪，吃藥也控制不了。昨晚太激動，不得不從七顆吃到八顆，我睡得很熟了，忘記中間醒來跟誰說過什麼。記憶力不堪用，夢境和現實也分不清楚。全身沒有力氣，就是連死的力氣都沒有的那種痛苦。

我不知道沒生過病的人能不能體會這種苦痛和煎熬。

我好開心有人能跟我說「最終要怎麼做都看你，
因為愛你所以願意擁抱你的一切。」包括擁抱我的死亡與離開。
我想世界上沒有什麼比這更溫柔的話了。

如果你並沒有跟我共生共感著這樣的劇痛，請不要輕鬆地說些什麼，
因為每一句話都是刺痛。

關於生命這件事。

我選擇用一個柔軟的詞去開頭，生命，而不是死亡。這樣聽起來溫和一些，而死亡原本就非生的對立面，而是包含在生命之中。

最近我越來越不避諱去談論死亡這件事，尖銳一點地說，就是自殺。我每一分秒都在想著離開，下一秒就不存在了也無所謂。笑著在逛街、和朋友聚會、積極地出書或什麼的背後，沒有一秒是不想死的。

從一開始不太會吞藥丸，得一顆一顆來，到現在可以七八顆一口吞下。每天睡前吃藥的時候我最想殺了自己，即便我對他人對這個世界有多溫柔，我不過是靠藥物存活，被疾病控制，緊繃地拉扯著生命的一端，繩索已經開始發出不祥的斷裂聲，就如我每晚聽到的幻覺一樣。

沒有原因的、不是我生活不順遂、不是我遭遇創傷、不是沒人愛我、不是家庭失和，什麼都不是。我就是生活一切如常，甚至對有些人來說我的生活或資歷可能很chic，但我就是想離開，用唯一能完全掌控自己生命的方式。對這個世界我失去了感覺，從我每天因為副作用而吃什麼都是味苦之後，我的味覺和你們是不一樣的，冰淇淋是苦的，水是苦的，這種與世界斷裂的感覺開始慢慢蠶食著生命，我變得對什麼都無感，雖然我總會裝得很有熱忱。

我對身邊許多朋友開始說起這件事，我盡量委婉地說，我給了自己一段時間，這是我對自己唯一能有的溫柔，然後，我會選擇離開。你們的哀傷或愛我帶不走，但它們，在你想起我的時候，或許能陪著你渡過每個難關，記得曾經有一個女孩子，有一個朋友這樣努力過。

我收到了很多安慰。宇軒說，書出版後我會是很多人的天使。這真的很好，因為我唯一還有感覺的就是，希望你們都好好的，你們的恐慌或憂鬱，都給我好不好，讓我幫你們承受，然後一起帶走。

有時候自殺真的能解決問題，親愛的大家。雖然聽起來很可怕，但是我周遭的友人，雖然有些人害怕，但多數還是尊重著我的選擇，你們是如此溫柔而勇敢。

我想慢慢輕輕地跟我愛的人說些話，
然後希望你們記得，但也不要記得太久，只要知道在你這個年歲，
曾有個女孩對你說了這些，就夠了。

我不知道能留給會替我哀傷的人什麼，
但其實不必哀傷，因為我不在意生命，不在意下一秒是否死亡，你的哀傷
屬於你自己，傷痛會陪著你走下去，而我的生命已經結束，
所以不必替我擔心。我想唯一能留下的，就是這些文字，它們是溫柔的，
在往後或許能幫助你些什麼。

這對我來說就夠了。死亡可以是件很溫柔的事，因為它結束了苦痛啊，
輕暖地走了。

雜記

【生日快樂】

今天是Chris的生日，我好感謝從高二到大四的現在一直有她，在我身邊。她其實脾氣很硬，很拗，但總是沒辦法當場跟人吵架，只會事後偷偷生氣，然後偷偷記仇。但這樣的她卻對任性到極點的我，有非常非常多的包容。我還記得在我發作崩潰的夜晚，妳從遙遠的地方下班回來，還拖著疲憊的身子陪我在路邊大哭，跟我說了好多好多話，給了我好多好多擁抱與安慰。

妳總是跟我說，我是個很溫柔很愛人暖暖的女孩，我不知道我是不是，大部分的時候我覺得自己很壞，心胸很狹窄，愛亂花錢，又自視甚高，實在不是什麼益友。可是這樣的我，總能得到妳的愛，每一次，從來沒有讓我在友誼中失溫過。當我傳訊息跟妳說了許多無聊的事，妳還是會硬著頭皮給我一堆回覆，讓我心滿意足地說盡廢話。每次回頭，妳都在我身後。

妳寫了很多信給我，在我生日，或課堂上，甚至還做了一本手繪書，我都仔仔細細收著，從台中帶到三峽，崩潰的時候，時常拿出來看。

可惜我很不會寫信，這點從妳收到我的各種內容莫名的明信片就能知道了，所以總是沒辦法寫張很棒的卡片給妳。

我出的第一本書，近六萬多字的散文是妳主編；我當學生會長，妳是那個在背後撐起一切溝通跟組織的秘書部長；我崩潰的每一次，總能得到妳的撫慰；雖然我們逛街的時候妳總是不買東西，讓我覺得自己很愛亂花錢，但我還是很愛妳，花了六年的時間終於成功勸妳買下一件裙子。如果我有結婚的那一天，證人欄位一定要是妳；如果哪天我走了，我希望妳有著我的遺言，我也知道妳會好好的，可能會小小哭一下，但是更多的是心變得柔柔軟軟，因為妳懂我。

妳是一個這樣好又有才華的女孩，喜歡英美文學批評、精通英語翻譯、有耐心、有責任感，對文學跟哲學有好多好多想法，又有著總能學會處理任何困難的能力。我在大學經歷的每一件美好的事，總有妳的存在。

她說，生日三個願望太多了，她要把她的生日願望都留給我，希望我能一直幸福，無論在哪個世界。我說，幫我許書會大賣兩百萬好了，比較實際。

妳平時是陽光，但我接受妳所有的陰影。
親愛的妳，生日快樂。

很多時候我不知道該怎麼跟別人解釋，我有時無法順利閱讀紙上的文字，也無法好好寫字，幻覺跟幻聽會不斷地干擾我，我必須時時刻刻地防備他們，只要在我清醒的時候。因為有時候，我分不清楚真假，真實世界跟虛幻的想像錯亂起來，如果到了我真的無法偽裝正常、無法防備的那天，我想我會變成一個大家懼怕的人。

我該怎麼跟你們說，不管哪一天你們看到的我，都是頭痛到想死，耳邊不斷有繩子斷裂的幻聽，看到各種近似於真實的幻覺呢？我分不清在你身邊爬的那隻大蜘蛛是真的還是假的，等到牠爬到你臉上你沒有反應，我才知道那是我的幻覺。

我該怎麼去判斷，哪句話真的是你對我說的，而不是我的幻聽？

生活的每一天都需要耗費好大好大的精力，除了低潮之外的這些痛苦，耳邊有人一直在跟我說話，有時候是我自己的聲音。我會看見自己在自殘，驚醒想阻止自己，才發現一地的血是假的。

我快要無法正常的生活了，
常常動不動就崩潰大哭，很累很累很累，
無法好好面對這個世界。

記憶力衰退，我記不住書上半個字，即便是我自己寫過的。
溝通組織能力也變得拙劣，對生命毫無動力熱情。
我甚至跟家人明白地談到自殺。

我姐一向很成熟，經歷過身邊親戚或朋友的自戕。
我問她如果我自殺妳能不能理解我，她說：
「我已經見怪不怪了。妳並不須要誰的理解，沒有誰可以叫妳去死或不死。」

「不過果然是小孩子啊。妳知道自殺沒有保險金嗎？
妳爸都幫妳繳了一輩子。」

「換個環境吧。我愛妳。」

晚上媽媽擔心我，傳來訊息來，說「多做自己開心的事。」
「媽媽愛妳。」

我跟宇軒說，如果我撐不到書出版的那天，他也要幫我做下去，他說好，他答應我。

我什麼都不想做了，只想等待離開。

我好糟好糟，是個好糟的人。當初我媽問我要不要休學，我說我想撐撐看，但似乎撐不下去了。

抽了四管血後，今天終於確診沒有紅斑性狼瘡，應該要很開心的，但是我並沒有。與其說害怕，不如說我期待這樣一個明顯的病徵，它是致命而無藥醫的。

但我期待的意外沒有發生。想活的人不能活，想死的人不能死，挺讓人厭煩的。我對自己也感到厭煩。

醫生說擔心我的狀況，改成每週回診，又換了新藥，得從頭再適應一次新的藥物，適應過程的難受我不想再寫了，之前寫過無數遍，總之因為種種還不能死的原因，還是得把藥吞進去。

我姐跟Cindy是很好的朋友，Cindy自殺走後，姐姐一直沒時間去看她。有時候我會幫她唸經，希望姐姐的朋友在另個世界能好好休息。因為我病況惡化的關係，姐姐聯繫上Cindy的哥哥，想知道能幫助我什麼。

他們說，有太多無法挽回的案例，
我還算有病識感的在掙扎，而Cindy已經走了。
他們說，要我試著轉移注意力，換個環境，專心寫作些什麼。
好多的他們說，而除了藥物跟疾病，我自己在哪裡呢。

「顧好身體健康最重要，
沒辦法出門就不要逼自己出門，
沒辦法畢業就沒辦法畢業，
沒辦法正常就不要逼自己假裝正常。
我知道你很累，我會一直在前面牽著你走，只要你還有求生意志。」

「你現在崩潰還有我陪著你，你走了誰陪我哭？」

我一直說想離開，要求他無論我做了什麼都不要責備我。
他說難過都來不及了，怎麼會責備我。我跟他說對不起，真的好對不起，
讓你一個人承擔我所有的崩潰與悲傷，無論如何這都是好殘忍的事。

新的藥物讓我全身無力，半夜要起來上廁所，卻沒有力氣起來。
男友扶我起身，回來的路上又四肢發軟跌倒撞了書桌，好痛。

嘴巴依舊很苦，連喝水都是苦的。腸胃異常絞痛，全身癱軟，
光想到食物就讓我反胃想吐。頭好暈，心臟很痛，但思緒異常清晰，
我還是必須得記錄下些什麼。

醫生因為擔心我的狀況，改開了速效型的抗憂鬱藥物，叫「速悅」，彷彿吃了就能馬上快樂起來一樣，跟之前吃的百憂解需要靠長時間累積藥物濃度不同。情緒還是非常低落，沒有感受到作用。

我還在努力。

男友曾經開玩笑跟我說，

記錄一開始就設定三位數，我挺聰明的嘛，搞不好連載到【記錄432】都還沒結束。歐陽靖的六年，駱以軍的無數年華，才結束了他們的憂鬱生命連載。

駱以軍說，「好像命中注定，我幾乎沒有一本作品是完美的，

我都覺得有缺憾，也許是這樣，才有寫下一本的動機。」

「我想處理『愛』這件事的掌控，我這一代的愛，這一代的傷害委屈，

我相信的文明，想透過這種對位關係，透過創造『妳』，強加上去，而這件事是需要被反擊的。既反抗又得到傷害，得到光爆，在裡面得到禮物。」

我討論不了這一代，因為我無法為我的這一代的任何一個人做代言，

我們都是如此特殊的靈魂。在憂鬱症病況起起伏伏的反覆過程中，我對於愛或傷害，就像拿著透亮的玻璃杯，深深的，放下花茶葉，沖注沸騰的熱水，

等待，然後等待。

花葉會徐徐綻放，盛開出一朵美麗的薔薇。我想這是我對「愛」

這件事的掌控，甚至說，不去掌控什麼，也無法製造對立或衝突，

像純律一樣地愛著你們，也能得到撫慰與禮物。

而我最大的禮物就是你們。

新藥第三天，吃完全身無力，腸胃絞痛，沒有食慾，
心跳不正常加快，口苦噁心。
幻聽好像更嚴重了，
有點開始分不清哪些是真切的、
哪些是虛妄的。但這世界還是好美，
有很多很美的人，
這就是薔薇的模樣。

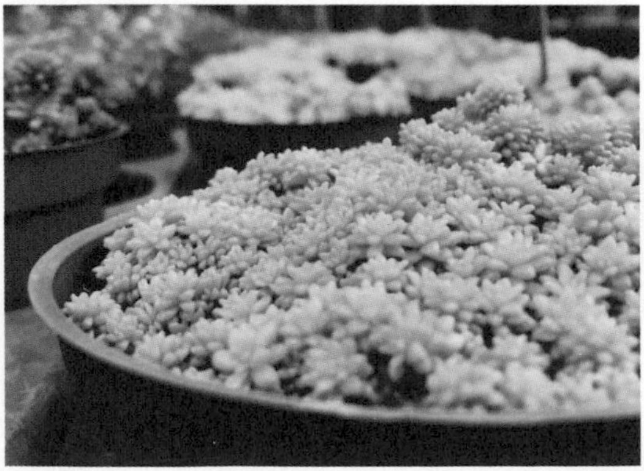

新的藥物調整讓我開始無法睡眠，一方面身心疲憊已經沒什麼好提；另一方面，其實更憂心自己如此依賴藥物來入眠，是不是已經有些病入膏肓。除了例行的七顆，為了入夢我不得不加吃一顆贊安諾，才好不容易偷來了三四小時的睡眠。

醫生說，贊安諾是精神病患，尤其憂鬱症患者最容易濫用藥物的排行榜之一，但無論我如何警惕自己，我還是無法抵擋可以安眠的誘惑。畢竟睡著了，沒有幻聽，沒有幻覺，沒有胃痛噁心，沒有頭暈目眩，沒有味苦，沒有無法壓抑的憂鬱浪潮。可以好好睡著的人真好。

可能因為已經對生命有個到盡頭的想法，所以不想做任何不想做的事、不想強迫自己些什麼，只要每天照著我的意思過就是，剩下的日子如此寶貴。可能在這樣的心境中會有新的轉機，我不知道，或許我也偷偷期待著，能讓我好起來的那一天，儘管我早就如此絕望。

近期是我憂鬱症以來狀況最糟的時候，這是以生命為賭注的日子。現在吃東西只需要小小的portion，可能比摩奇一天吃的還少。

貓貓摩奇好像受到了什麼催眠指令，只要我在家一定跟前跟後，連洗澡上廁所都全程監視。我想起我在浴室抱著自己，哭得如此破碎的時候，摩奇一直待在門口，等我洗完澡躺在床上，牠趴在我身邊，用頭蹭了蹭我的臉，毛絨絨的觸感在臉上，很溫暖，牠的動作是那樣小心翼翼，小貓咪是有靈性的吧，我這樣想。摩奇的年紀換算來是人類的二十八歲，或許在她眼裡我是個需要保護的小妹妹。

雜記

昨晚在醫生的建議下，替得了口炎的摩奇刷牙，醫生說，刷牙不能治本，但至少能緩解她的疼痛。

刷牙的過程摩奇掙扎哀嚎，我知道刷到了她牙疼的牙齦，對著她解釋安撫了許多遍，不知道她聽不聽得懂。但是她疼，掙扎過程中指甲倒鉤進了我的手腕，留下一個深洞。很疼，沒有流太多血，用生理食鹽水細細洗過一遍，把髒血擠淨，塗上藥膏貼了人工皮。

榮辱哀樂都繫於我們手上的這樣一個小生命，對她而言在我們手上被折磨了一番，她還是在夜裡與同類取暖似地，鑽進了棉被，枕在我手上，蜷縮著暖暖的身子，安心地入睡了。

貓咪覺輕，手臂痠麻，我捨不得驚醒她，不得不用彆扭的姿勢拿著手機打字。我覺得她是聽懂了，在那樣的折磨後又再予我信任，那樣安心地在我懷中睡去。這樣一個小生命，即便在我身上留下了傷疤，我也氣不起來，只覺得為她好心疼。

一年半前，七七在我手肘也留下了長達四公分的疤痕，
當時牠被吸塵器驚著了，從我懷裡掙脫的同時也留下那道深深的疤，
至今沒有淡去。一開始有些介懷，年深日久，反倒希望疤痕永遠嵩刻在那，
證明我曾經跟這個柔軟的小生命，有過這樣的不信與互信。

承擔一個生命的重量與喜樂哀愁，
或許是我永遠學不會，
卻也最美好的一件事。

2016/4/17　記錄 035

生病的某些時刻，會感受到這個世界上很深很深的柔軟，
我想那是人心底擁有的最綿軟溫柔的部分，就像小時候相信四葉幸運草
真的能帶來幸運，踩在綠絨絨的草皮上矮下身子尋找，眼底是最澄澈的希望，
這樣純淨的柔軟。

我喜歡看男友幫我把藥一顆一顆從鋁箔裡壓出，一邊碎碎唸手很瘦藥很煩，
但雙手還是堅定而準確地，一顆顆地把九十八顆藥一一分裝進藥盒裡。

崩潰的時候室友擔心我，但我關著燈鎖著門，於是她在門口不斷地說話，
不斷地說「我一直在門口陪妳哦。」我全身無力又滿眼幻覺，我怕她看到這樣
癲狂的我，我不敢開門，甚至一句話也無法回應，許久了她還是在門口
不斷用聲音安撫我，沒有離開。陪伴承擔這樣的憂傷得有多大的勇氣？

狀況太差，實在不想回家讓父母擔心，我說了我想自殺，媽媽深夜傳來訊息，
說「妳可以再忍一段時間嗎？媽媽一定找出辦法讓妳不會再這麼困擾。」
結果我還是沒用的讓他們擔心了。

這都是世界上最燦亮的光輝，像九月秋天的月亮，矇著雲，
月光還是斜透進窗裡，那樣柔和的光。

可能真的有所謂運與命吧。

昨天發病起來靈魂很痛苦，連續吃了十顆贊安諾還是精神異常地好，完全沒有半絲睡意。換藥後已經好幾天無法入眠，又遇上發病，行為開始極端起來。意識是清醒的，我清楚知道自己在做什麼，堅定地拿了刀片割開自己的手腕。皮膚其實太過堅韌，手上又沒力氣，六道割痕都淺得只能切破表層的肌膚，無法割入動脈。

我轉而放棄。這些都是早就想好的步驟，我打開抽屜拿出單眼相機的粗韌充電線，在浴室花灑上頭打了個死結，搬來書桌前的椅子。我仔細地調整了繩子的長度，剛好能讓我坐下後吊起頸脖，狠狠勒住我的生命。

可能是就是運與命吧，育璞常常聽我說些低潮時的胡言亂語，說些想死想自殺的話，這次不知怎麼地警覺起來，認為情況不對勁，想辦法聯繫上了我室友，室友遠在一個小時車程外的地方，室友又即時聯繫了住在我家對面的Chris。Chris走進我家的時候，我正好剛讓身體懸空，意識開始模糊，無法呼吸，所有體內的聲音都在大腦裡打起架，身體自主地努力喘息、手腳發抖、大腦一片空白，但我還能隱約感受到外面的動靜。

Chris進來了，她問摩奇我在哪兒，我不知道是不是摩奇帶她找到我的，她看見了浴室中剛上吊的我。我不明白她哪來的力氣，我知道她瞬間哭了，她跟我一樣體重的瘦削身子，竟然能一把把我從死結裡抱下來。氧氣瞬間回到我的呼吸道，身體自主地開始猛烈喘氣，脖子腫痛，我感受得到她的眼淚她的擁抱，但我沒有力氣回應。她緊緊抱著我，把我抱回床上，一直擁抱著撫摸著我的頭髮，一直哭泣。

她是最知道我想走的人了，和我說過

「我很愛很愛你，所以如果真的無法了，我也會尊重你的選擇，也會繼續繼續愛你。」

所以她只是不斷跟我說話，我發不出聲音也看不到她。男友恰好回到住處，一進房間，我不知道他眼中的畫面什麼模樣，我聽到他冷靜地詢問Chris我的狀況，冷靜地撥通救護車回報我的情形，一手探著我的呼息。救護車非常快就到了，一切都開始混亂起來，我只知道胸口被狠狠壓得瘀青，反應才有點清明，能夠靠眨眼回應急救人員的問題。被移來送去，我就沒了記憶。醒來時人在觀察室S07，爸媽已經從台中趕上來了。姊姊試圖訂從上海回台北的機票，「我真的很怕看不到妳。」她在公司崩潰大哭。她留了訊息在我們對話框，「願能分你一半，我的快樂與健康。願你一生平安。願上天慈祥。」

事後她說，「很奇妙，那時候不知道為什麼剛好想到妳，就私訊給妳問妳在幹嘛，結果妳男友用妳手機回我妳自殺了。這是不是心電感應？」能獲救的一切都太巧合了，姊姊說「我覺得應該有什麼力量在保護妳，所以邪惡的力量帶不走妳。」

Chris說，她趕來我家的時候，不知道為什麼恰好門禁都開著，一路順利地到了二樓，因為家門是電子密碼鎖，她也順利地進入了。

甦醒後又觀察了一陣子，

醫生想讓我強制住院就醫，但我覺得好害怕，為什麼我的自由就這樣被剝奪了，他們說我「沒有自主能力。」但其實整個過程都是理性而冷靜地在執行自殺，但我想對於所謂正常人而言，真的不懂這種心情吧，只會認為我瘋了，沒有自主能力。我一直記得亞東醫院的醫護人員在我要求出院時，冷冷而不屑地對我說「如果你有自主能力，為什麼要做這種事？」

我相當堅持要求離開，一番周折後才離了院回家。我不願和父母說太多，不敢面對哭泣的母親，送他們回了台中。Chris問我，會不會恨她，把我救了下來，又打電話找了我父母。她說，「想和妳說，謝謝妳回來了。雖然這並不是妳的本意，但把妳抱下來時，知道妳還好好地在這裡，就想這麼和妳說。」

男友沒有任何責難，一如他答應過我的，他做到了，即便我走上絕路他也不會怪我，但我卻沒做到我對他的承諾：不要傷害自己。他在我手機裡留下他想對我說的話，只有一句，「放心，我永遠愛妳，會一直陪在妳身邊的。」看到時忍不住又哭了。對不起。

上吊前最後和我通話的是可昕，她很自責沒聽出我的不對勁，哭著打給了我們的共同朋友Tina。Tina在Instagram上這樣寫下：「可昕剛剛打給我，電話裡她一直哭，然後我異常地平靜，我不知道為什麼。但我很想抱著她，給她一些溫暖。之後我打給了查理，問了大概的狀況，也打給了Chris。然後我上頂樓抽菸，韓國還是很冷，我很想把頂樓的燈關掉，躺在屋頂上但今天沒有星星。我想聽一些溫柔的歌曲。一根又一根地抽著菸，看到Chris的訊息之後我就開始一直哭，我不知道我的顫抖是因爲很冷還是因為我在哭。我想看海，可是首爾只有山和無盡的高樓大廈和人群。我想在台灣，我想給大家一些擁抱，一些溫暖，我也不想考試了，我為什麼在韓國。」

同學宣雅私訊我：「看到Tina的Po文，直覺想到你是不是昨天晚上發生什麼事了。有點擔心，不過希望是我多慮了。你現在還好嗎？雖然我一直覺得，如果有一天你真的離開我們了，也是你的選擇，也是可以讓你脫離痛苦的一個方式。但果然一想到有這種可能還是很難過呀，希望你能再用文章帶給我們力量一陣子，也許人生還會發生很多好事也說不定。

好久沒看到你了。希望我們改天再約約呀。」

前室友燕青和我說，「前陣子我也很低潮很負面悲觀，甚至覺得人生沒希望，我試著找方法讓自己更好。我開始大吃，眼前的東西能塞的就往嘴裡塞，騙自己可以吃東西好快樂，但其實我根本沒有，我反而更低潮，我更厭惡自己，覺得自己是如此的沒用。覺得也無法不停地跟朋友訴苦，因為我不停地在繞著這個黑暗負面的圈子，我無法跳開，沒有辦法了，不會變好了，一切好像都沒意義了。

之後我腦海裡有的念頭就是死跟自殺。妳知道好笑的是我只是庸人自擾，因為一天一天過去我就恢復了，可是妳不是，妳確確實實的是被憂鬱症折磨，而且妳一定比我痛苦更多。之前我從未認真讀妳發的每個動態，然而我這幾天認真看了，看著看著就哭了。

並不是難過妳有想自殺的念頭或什麼，而是我好像可以稍微理解妳的文字了，不只是表面的意思。我開始想像妳的處境、妳的狀況、妳的心情，所以我想說做妳覺得開心的決定吧！我不會跟妳說加油或是努力，因為妳已經很努力走到這了，為什麼還要努力呢？已經很加油就別再撐了，如果妳選擇去了另一個遠到我們還來不及跟上的地方快樂，雖然我們會難過會流淚，但相信更多的是開心妳能找到讓妳快樂的解藥，因為只要妳不再痛了，那真的就好了。」

雖然現在脖子還很痛，但我活下來了。我傷了很多人的心，對不起，但我活過來了，我愛你們。我姐問我，妳有沒有想過大家為什麼喜歡妳？我說沒有，我這麼黑暗消極厭世又機歪，實在沒想過這個問題。

這是張元綺畫的兩個我，希望從此以後，偶爾我可以憂傷，
但既然活下來了，我就會是黃色暖暖的那個開心的小女孩，
謝謝你們，我愛你們。

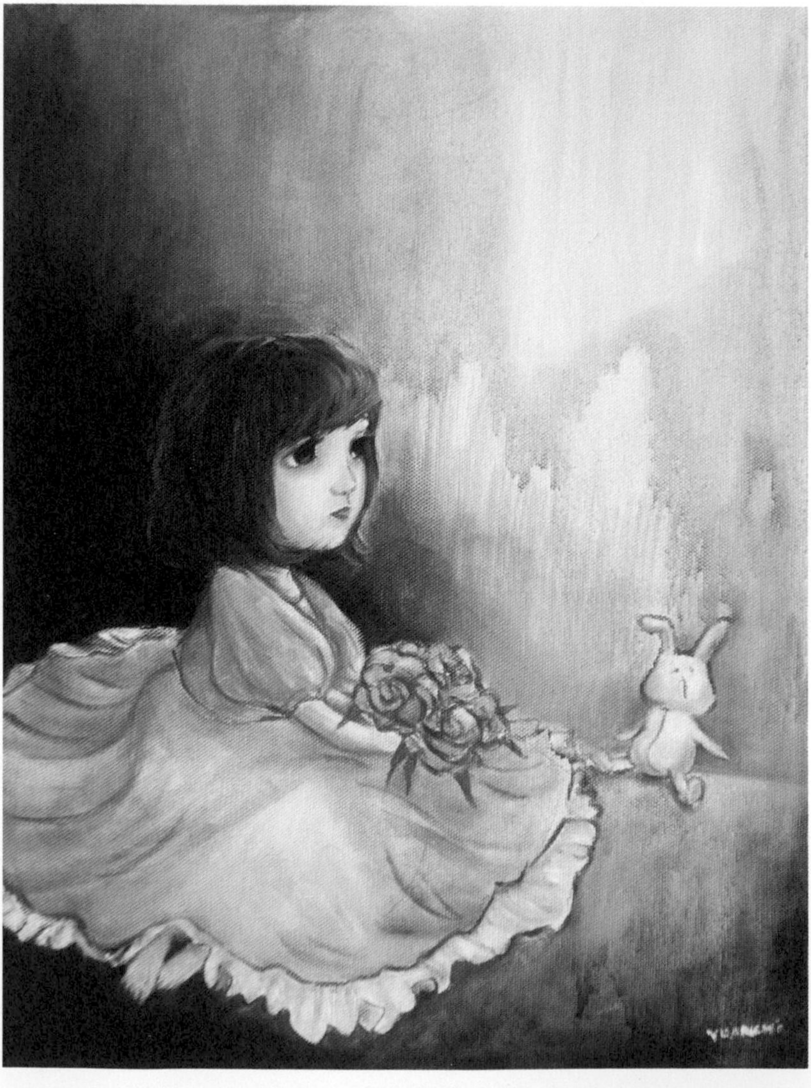

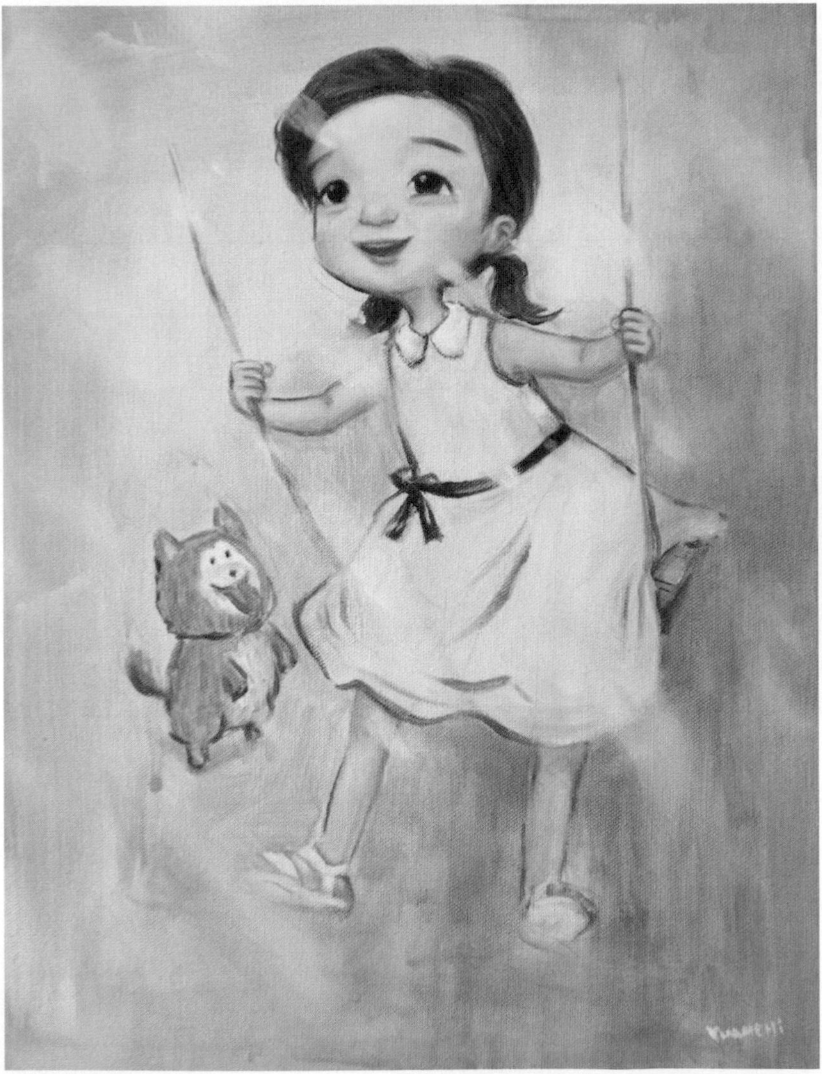

尾

昨晚和摯愛的朋友們聚會，這些曾經共同生活過半年人生最精彩的日子、實習時期的同事們，因為散佈在世界的不同角落，各自努力建構著人生，要天時地利人和地一同聚在一起，相當難得。

其實已經半年未見，我們之間那種細微連結著的，微弱的共振卻好像沒有停止過，一打起照面就成了巨大的共鳴。「這些話，除了你們，平常都不知道能和誰說。」這樣的共鳴。

有一種交情是這樣，無論你們多久未見，共渡的美好彼此都悉心地記述進腦海深處，難受的時候，含在喉間，細細品味。而你知道當你跌倒，他們會扶起你，替你細細洗去傷口的污沙，棉花棒小心翼翼地沾抹藥膏，壓上紗布，最後給你一個擁抱，告訴你「不要怕，我也這麼傷過，我們一起等它痊癒，然後，再重新站起。」，於是你便不會墜落，因為你知道永遠有人會接住你，便不再害怕摔落。

聊得太久，已經過了聚餐地點的打烊時間，我們依依不捨地決定轉戰營業到凌晨的咖啡廳。在深夜的雨中坐上計程車前往，

就像小時候戶外教學似地那樣覺得驚喜刺激，
好像有什麼未知的故事已經在前頭。
可惜咖啡廳沒了位置，但我們還是捨不得分開，就瘋狂地住進了
鄰近的Hostel，徹夜拉著彼此閒聊，像在汲取溫暖似地，一點一點地
透過每一句話，療癒心底的傷痛跟困惑。

我喜歡這樣與你們的每次相遇、碰撞、擁抱，
最後帶著你所知道的最誠摯真心的祝福分離。

這是最溫柔的相遇，也是都市茂密雨林裡的一束曙光，讓我能提起腳步，
找到方向。摯愛的朋友說：
「曾經都在病徵的船上……看到大家一腳一腳
慢慢往外踏的感覺很好。我們
就像破風船一樣，
等該來的風，就該衝刺。」

特別感謝
本書協力製作

初稿編輯：林姿宇
策　　畫：蔡甯安、蔡宇軒、周政池、陳柏安
宣傳協力：李嘉玟、周心瑜、黃靖凱、王敏、李品潔

微文學 01

親愛的我 Oh! Dear me
250天憂鬱症紀實

作　　者 — 蔡嘉佳
書名提字 — 廖怡海
美術設計 — 蔡嘉恩
責任編輯 — 楊淑媚
校　　對 — 蔡嘉佳、楊淑媚
行銷企劃 — 王聖惠

優活線編輯總監 — 梁芳春
董事長 — 趙政岷
出版者 — 時報文化出版企業股份有限公司
108019台北市和平西路三段二四〇號七樓
發行專線 —（〇二）二三〇六—六八四二
讀者服務專線 — 〇八〇〇—二三一—七〇五
（〇二）二三〇四—七一〇三
讀者服務傳真 —（〇二）二三〇四—六八五八
郵撥 — 一九三四四七二四時報文化出版公司
信箱 — 一〇八九九臺北華江橋郵局第九九信箱
時報悅讀網 — http://www.readingtimes.com.tw
電子郵件信箱 — yoho@readingtimes.com.tw
法律顧問 — 理律法律事務所　陳長文律師、李念祖律師
印　　刷 — 勁達印刷有限公司
初版一刷 — 二〇一六年九月九日
初版八刷 — 二〇二二年三月三日
定　　價 — 新台幣三五〇元

親愛的我 / 蔡嘉佳作 .-- 初版 .--
臺北市 : 時報文化 ,2016.09　面；　公分
ISBN 978-957-13-6769-9(平裝)

1. 憂鬱症 2. 通俗作品

415.985　　105015